Margot
gelesen 23.01.24

Überleben Glückssache?

3., überarbeitete und aktualisierte Auflage

Wolfgang Heinemann

Überleben Glückssache?

3., überarbeitete und aktualisierte Auflage

Umschlagfoto:
Killerzellen. Aus dem Blut des Autors hergestellt im Institut für Tumortherapie - Dr. rer. nat., Dipl.-Biologe und Arzt Thomas Neßelhut, Hinterstr. 53, 37115 Duderstadt.
Aesculapstab: Logo des Autors sowie misstrauischer, mündiger Patienten

Herstellung und Verlag: Books on Demand GmbH, Norderstedt

ISBN 3-8334-1472-3

Für Gaby, Hinnerk und Lennart
– Wir leben und leiden gemeinsam –

Vae agrotis!

Den Ausruf „Vae aegrotis!“ stelle ich aufgrund meiner Erfahrungen mit dem Medizinsystem der 2. Auflage meines Buches voran. Es ähnelt dem dem römischen Historiker Titus Livius zugeschriebenen Zitat „Vae victis!“ (Wehe den Besiegten!), welches in dessen Aufzeichnungen „Ab urbe condita“ zu finden ist und auf die von Besiegten zu befürchtenden, auf sie zukommenden schlechten Umstände und Zeiten hinweist.

Dementsprechend ist mein Ausruf „Vae aegrotis!“ („Wehe den Kranken!“) angebracht. Zu groß und unvorstellbar sind die von mir als Krebspatient seit 1989 selbst erlebten, zuvor nie erahnten Gefahren, Risiken und Unabwägbarkeiten, die vor allem auf Schwerstkranke in unserem Medizinsystem zukommen, als dass Kranke nicht aufgeklärt und informiert werden müssten.

Möge auch die 2. Auflage Ihnen allen Ermutigung und hilfreicher Ratgeber zugleich sein!

Herzlichst
Ihr Wolfgang Heinemann
13. Januar 2006

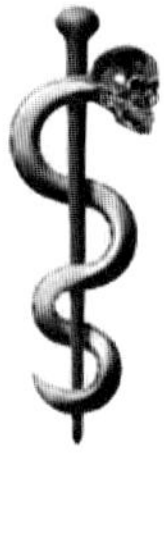

Sapere aude!

Vorwort zur 1. Auflage
Prof. Dr. Klippel

... und plötzlich ist das Leben geteilt in eine Lebensphase vor der Diagnose Krebs und in eine Lebensphase danach. Plötzlich wird Zeit, d.h. die Lebenszeit, wichtiger als alles andere. Krebs ist nicht die klassische Krankheit, auf die das Heilungsmuster der konventionellen Medizin zutrifft. Krebs lässt sich in Hundertenverschiedenen Krankheitsbildern als Bedrohung des physischen, des psychischen und geistigen Lebens von Menschen nachempfinden und beschreiben, aber nur in wenigen Krankheitstypen im Sinne klassischer medizinischer Verfahren beherrschen und »heilen«. Dabei wird nicht oder zu wenig erkannt, dass der Heilungsprozess bereits mit der Wertverschiebung der Zeitlichkeit beginnt. Jede Krebserkrankung hat ihre eigenen psychischen Implikationen. Den Ärzten wie den Patienten ist die Möglichkeit eines tödlichen Ausgangs der Krankheit von Beginn an bewusst. So befinden sie sich in einer Schicksalsgemeinschaft, die weit über normale Kontakte und Kommunikationsbeziehungen zwischen Menschen in dieser Gesellschaft hinausgeht. Die Belastungen sind für beide Seiten in dieser außergewöhnlichen Beziehung enorm.

Im vorliegenden Buch von Wolfgang Heinemann wird auch der negative Aspekt der Arzt-Patienten- und Patienten-Arzt-

Beziehung nicht verschwiegen, die Unfähigkeit häufig junger Ärzte, mit krebskranken Patienten umzugehen durch Verdrängung eigener Ängste, mangelnder Schulung, aber auch gelegentlich Eignungsunfähigkeit zum Arztberuf. Sachlich, kritisch-konstruktiv, aber nie verletzend, schildert Heinemann aus seiner Sicht als Jurist seine persönlichen Erlebnisse mit einem zunächst Angst einflössenden Medizinsystem. Sein 1989 entdeckter Hirntumor, ein Oligodendrogliom, damals WHO Grad 2 (World Health Organisation), ist kein Krebs, der ohne Hoffnung wäre. Sie sind typisch meist lokalisiert in der Hirnrinde und wachsen langsam diffus in die hirnnahe Umgebung. Über ihre Ursachen weiß man wenig, in Rattenexperimenten können sie durch chemische Kanzerogene erzeugt werden, in anderen Arbeiten werden Viren angesprochen (SV40-Virus). Die Prognose ist günstiger, wenn, wie im vorliegenden Fall, der Patient jünger als 60 Jahre ist, die postoperative Lebensqualität und Lebensbereitschaft als positiv empfunden wird und nach der chirurgischen Entfernung noch eine Bestrahlung angeschlossen werden kann.

Ich bewundere die Kraft, aber auch den Mut des »Outings« des Autors, in seiner Lebenskrise »Krebs« sicher auch im Sinne einer positiven Krebsbewältigung diese in dieser Form zu verarbeiten. Dabei hat er nicht nur rational als Jurist, sondern auch intuitiv die Asymmetrie der Kommunikationsbeziehung zwischen Arzt und Patient beschrieben, den gelegentlichen Verlust eines anthropologischen Konzeptes in der Humanmedizin sowie den ausschließlichen Bezug der Behandlungskonzepte für eine physikalisch-chemische Realität, aber nicht für psychische Realitäten. Im Gegensatz zu dem häufigen Aktionsmuster der Aktualisierung neurotischer Konflikte, die zu regressiven Haltungen bei Patienten führen mit gelegentlichen Unterwerfungsgesten des Patienten, zeigt Heinemann eine positive Seite für den Patienten auf, wie er aktiv als »Manager« seiner Krankheit auftritt und andererseits auch als aufgeklärter Patient Rollenerwartungen und Zuwendung einfordert und sich nicht als ängstlich abhängiger Patient präsentiert und nicht isoliert und depressiv ist. Er stellt auch nicht den typisch Organkranken dar, der sich ausschließlich um seine somatischen Beschwerden kümmert, psychische und soziale Anteile an seiner Krankheit leugnet. Heinemann nimmt seine Erkrankung an und spiegelt im Krankheitsverlauf auch das Verhalten der Umgebung, insbesondere aus dem medizinischen Bereich, wider, aus einer Perspektive, die den Ärzten nur selten mitgeteilt wird, da diese häufig in ihren Rollenritualen erstarrt sind, wobei die wissenschaftlich vorgeschobene Distanzierung die empathische Führung des Patienten verhindert. Heinemann hat sehr wohl Diskrepanzen erlebt, gefühlt, beschrieben und macht dieses Buch nicht nur für Patienten, sondern auch für Ärzte so wertvoll, weil hier auch das Unausgesprochene ausgesprochen wird und auch gelegentlicher Ärger mit dem System oder den Menschen im System thematisiert wird und spezifische Wege der Verarbeitung aufgezeigt werden, eines Juristen gemäß.

Will man die Lebenswirklichkeit von Krebspatienten und Ärzten in der Onkologie annähernd begreifen, muss man sich auf die persönliche Perspektive der Betroffenen einlassen. Notwendig ist dafür die Fähigkeit, Rollen zu übernehmen. Nicht die tatsächliche Übernahme einer Patientenrolle sei damit intendiert, sondern die Antizipation der Gedanken, Gefühle und Intentionen der Patienten, aber auch der Ärzte. Diese differenzierten Prozesse der Krankheitsverarbeitung und Lebenssinn-Veränderung, aber auch die subjektive Bewertung von Informationen und Kommunikation im Rahmen eines Behandlungsprozesses sind in keinem Lehrbuch referiert.

Wolfgang Heinemann hat es verstanden mittels seiner eigenen Krankheitserfahrung nicht nur für betroffene Ärzte, sondern für jeden, der gewillt ist, nachzudenken, eine Botschaft mitzuteilen, die da heißt: Lebe, bevor du stirbst.

Auch seine Offenheit, sich über die Schulmedizin hinaus komplementären Tumortherapien zu unterziehen und deren positive Wirkung zu beschreiben (regionale Elektro-Hyperthermie, dendritische Zellen und sonstige biologische Therapien), weisen ihn aus als einen Patienten, der selbstverantwortlich handelt und in dieser Übernahme der eigenen Verantwortung sich auch eine Quelle der Kraft erschlossen hat. Wolfgang Heinemann hat diesen Vorgang der Mitverantwortung über sein Leben als Autonomie und Kontrollgewinn, gerade in einer Situation, in der es um das eigene, einmalige Leben geht, erfahren und damit durch seine Darstellung auch vielen Patienten gezeigt, wie sie Einfluss auf den Gang der Dinge nehmen können, auch, um das Verhältnis zwischen Patienten und Ärzten wieder symmetrischer zu erleben.

Nicht nur als Chefarzt, sondern auch als Präsident einer sehr großen Krebsgesellschaft kann ich dieses gelegentlich zu Herzen gehende Buch nicht nur den Betroffenen, den

Ärzten und Therapeuten, sondern jedem empfehlen, der um die verletzte Zeitlichkeit nicht nur des Lebens eines Tumorpatienten, sondern auch seines eigenen erfahren möchte.

Prof. Dr. med. K.F. Klippel
Chefarzt
Urologische Klink Celle
Akademisches Lehrkrankenhaus

Präsident der Gesellschaft für
Biologische Krebsabwehr Heidelberg
P-Präsident der
Deutschen Gesellschaft für Onkologie

Einleitung

Ein Buch schreiben! Wahrlich kein alltäglicher Entschluss. Deshalb möchte ich Ihnen darlegen, wie es dazu gekommen ist.

Mehr als vierzehn Jahre nach der erstmaligen Diagnose »Hirntumor« im Juli 1989 befand ich mich im November 2003 zur Therapie in einem Universitäts-Institut in Bochum, wo Tumorpatienten relativ erfolgreich behandelt werden, und zwar mit lokaler Elektro-Hyperthermie. Eines Tages fragte mich der behandelnde Arzt, ob ich bereit sei, einem WDR-Fernsehteam, welches eine Reportage über das Institut drehe, ein Interview zu geben. Ich bejahte dies. Nach dem Interview sagte der Redakteur zu mir, meine Krankengeschichte sei außerordentlich. Als ich diese Worte später wieder im Fernsehen hörte, wurde mir erst richtig bewusst, was die vergangenen vierzehn Jahre für meine Familie und mich bedeutet hatten. Ich verspürte die moralische Pflicht, meinen Lebens- und gleichermaßen Leidensweg einem möglichst breiten Personenkreis zugänglich zu machen. Vielleicht kann ich ja Vielen Ratschläge geben, damit sie ihrem vermeintlich vorgezeichneten schicksalhaften Lebensweg noch eine Wendung geben können.

Erstmals mit der Diagnose »Krebs« konfrontiert zu werden, empfinden der unmittelbar Betroffene und seine

Angehörigen in aller Regel als Schicksalsschlag. Gemeinhin leben wir mit der Hoffnung, von schwerer Krankheit, insbesondere Krebs, verschont zu bleiben. Mitgefühl ist regelmäßig die Empfindung, wenn Krebs im Freundes- oder Bekanntenkreis auftritt. Damit geht aber üblicherweise die zufriedene Feststellung einher, selber nicht erkrankt zu sein. Leider wird eine Krebserkrankung nämlich auch heute noch mit einem Todesurteil gleichgesetzt, wenngleich es das aufgrund der Fortschritte in der Medizin nicht zwingend bedeuten muss. Die Auswirkungen auf den Einzelnen hängen – gleich, um welche Krebsart es sich handelt –, von seinem Wesen und Charakter ab. Willensstarke Persönlichkeiten können dem Krebs erfolgreicher begegnen, wenn sie ihn – und das wünsche ich jedem unmittelbar Betroffenen und auch seinen Angehörigen – als Herausforderung zu betrachten in der Lage sind und diese annehmen.

Aus eigener Erfahrung möchte ich jedem Leser, auch dem gesunden, denn ebenfalls er ist potenzieller Krebspatient, vor allem aber dem bereits erkrankten ans Herz legen, in der Erkrankung eine Chance zu sehen: Sie haben die Möglichkeit und sollten sie nach meiner Erfahrung unbedingt nutzen, Ihr bisheriges Leben in seinen verschiedenen Facetten und die Gewichtung einzelner Lebenssachverhalte kritisch zu hinterfragen, Änderungen vorzunehmen, soweit für notwendig erkannt und als realisierbar erachtet, und schließlich alles daransetzen, den Krebs zu besiegen. Dabei möchte ich den Begriff »besiegen« nicht missverstanden wissen: Auch derjenige, der dem Krebs drei, fünf, zehn oder fünfzehn Jahre Leben abtrotzt, darf sich als Sieger verstehen. Denn den absoluten Sieg – völlige Heilung – anzustreben ist zwar sinnvoll, doch angesichts der immer noch schlechten statistischen Erkenntnislage gerade bei Hirntumoren ist schon jeder gewonnene Tag, jeder gewonnene Monat, jedes gewonnene Jahr ein Erfolg.

Der römische Philosoph Seneca ermuntert seine Leser zu Recht, mit dem Leben zu beginnen, bevor man stirbt. Denn die meisten Menschen starben zu seiner Zeit – wie auch heute –, bevor sie begonnen hatten zu leben. Ich stimme Seneca auch zu, wenn er in seiner Schrift »De brevitate vitae« (Über die Kürze des Lebens) feststellt, dass es »nicht wenig Zeit ist, die wir haben, sondern zu viel Zeit, die wir nicht sinnvoll nutzen«.

Die Beschäftigung mit der Philosophie bedeutet ohne Zweifel eine Bereicherung jedes einzelnen Tages und des Lebens schlechthin. Eine Bereicherung ist es auch, eine Krebserkrankung als solche anzunehmen und als Herausforderung zu betrachten. Mein Krebs gehört seit nunmehr fünfzehn Jahren zu mir wie andere Körperteile auch. Hat man die Krankheit erst einmal in dieser Weise akzeptiert und erkannt, dass das Leben eines jeden von uns mit der Vollendung der Geburt abzulaufen beginnt, dann relativiert sich auch der mit der Diagnose »Krebs« verbundene vorwiegend negative Aussagegehalt und befähigt willensstarke Personen eher, die Herausforderung anzunehmen und ihre Chance zu nutzen.

Deshalb möchte ich jedem Leser bzw. denen, die – noch – keinen ausreichend starken Willen haben, durch die Schilderung meines Lebens seit 1989 aufzeigen, auf welche Art und Weise es grundsätzlich jedem Betroffenen gelingen kann, erfolgreich gegen seinen Krebs anzugehen und sich vor allem trotz der Erkrankung Lebensqualität zu bewahren oder diese wiederzuerlangen.

Neuanfang in Stade

Nachdem ich im Juli 1987 das Zweite Juristische Staatsexamen bestanden hatte, war natürlich Feiern angesagt. Den ersten Sekt gab es unmittelbar nach der Bekanntgabe der Note im Justizprüfungsamt in Hannover, ausgiebiger aber begossen wir das Prädikatsexamen kurze Zeit später bei unseren Freunden Gudrun und Ralf, die wenige hundert Meter entfernt in der Friedrich-Heeren-Straße wohnten. Ein herrliches Gefühl, Last und Ballast der vergangenen fünf Jahre von sich abfallen lassen zu können. Wie lange schon hatten wir uns diesen Moment herbeigesehnt!

Doch der Alltag holte uns bald ein. Ich musste mich schnellstens um eine Stelle bemühen. Mein Traum und Wunsch zugleich, Verwaltungsrichter zu werden, schien allerdings kaum realisierbar. Aufgrund der angespannten Haushaltslage in Niedersachsen war ein Einstellungsstopp verfügt worden. Also sollte es keine neuen Stellen geben, auch nicht in der Justiz! Einen Lichtblick gab es jedoch: Eine Prüferin, selbst Verwaltungsrichterin, hatte mir gesagt, dass in Niedersachsen eine Stelle neu geschaffen werden solle, und zwar aufgrund der steigenden Zahl von Asylbewerbern. So schnell es ging, rief ich beim Oberverwaltungsgericht Lüneburg an, um mich zu erkundigen. Der zuständige Referent bestätigte, dass es diese neue Richterstelle geben werde, und zwar am Verwaltungsgericht Stade. Meine Chancen stünden auch gar nicht schlecht, zumal ich vor meinem Studium die Ausbildung für den gehobenen nichttechnischen Verwaltungsdienst absolviert und danach noch zwei Jahre Berufserfahrung gesammelt hätte. Ich solle mich baldmöglichst beim Gerichtspräsidenten in Stade vorstellen.

Schon während meiner Referendarzeit hatte ich mich um andere Stellen bemüht. So war mir eine Stelle im höheren Dienst beim Landkreis Jever angeboten worden, eine weitere als Dozent an der Niedersächsischen Fachhochschule für Verwaltung und Rechtspflege in Hannover, wo ich den theoretischen Teil meiner ersten Ausbildung absolviert hatte. Das Stellenangebot aus Hannover lag mir – nach einer zweistündigen Lehrprobe – verbindlich vor. Ich wollte aber zunächst noch die Angebote in Jever und Stade abklären. So vereinbarte ich einen Gesprächstermin in Jever und für den folgenden Tag einen beim Verwaltungsgericht Stade.

Meine Frau Gaby und ich genossen die Fahrt in den Norden wie einen Kurzurlaub. Es war schön, mal einige Tage frei zu haben nach unser beider Studien- und Referendarzeiten. Das Gespräch beim Landkreis Jever mit Oberkreis- und Kreisdirektor verlief in angenehm lockerer Atmosphäre, und zum Ende signalisierte man Bereitschaft mich einzustellen, trotz meiner Parteilosigkeit. Das war schon ein recht guter Start! Doch die Stadt gefiel uns nicht sonderlich. Vereinfacht ausgedrückt: In fünf Minuten durch die Innenstadt! Es war äußerst fraglich, ob wir uns hier wohlfühlen können würden. Zweifelsohne hatten die Stadt und ihre Umgebung auch Schönes und Interessantes zu bieten, da waren wir uns sicher. Doch wenn es nicht unbedingt sein musste ...

So begaben wir uns auf die Fahrt nach Stade, bei strahlendem Sonnenschein, gespannt auf das Neue. Und dann die Stadt selbst: Wir parkten »Am Sande« auf einem kopfsteingepflasterten und von prächtig gewachsenen Platanen umgebenen Parkplatz. Von dort war es ein Katzensprung in die Innenstadt, wo buntes Treiben uns überraschte. Es war eine Festwoche, in die wir geraten waren: Fahnen überall, Verkaufsstände und Musiker an nahezu jeder Ecke. Wir bahnten uns unseren Weg durch die Menschenmassen bis zum Fischmarkt. Unseren Appetit wollten wir dort am Stand eines Crêpes-Bäckers befriedigen. Der gute Mann litt unter der Hitze der Nachmittagssonne ebenso wie unter den Temperaturen, die seine Backgeräte von sich gaben. Schweiß bildete sich auf seiner Stirn und wurde zu Schweißperlen, die in konstanter Unregelmäßigkeit hinuntertropften – teils auf die im Entstehen befindlichen, teils auf die schon zubereiteten Crêpes. Ich reichte ihm ein Papiertaschentuch, damit er sich die Stirn trocknen konnte. Danach genossen wir frisch gebackene Crêpes in der malerischen Hafenatmosphäre, zudem auch schweißgeschmacksfrei.

Am nächsten Tag fand das Vorstellungsgespräch im Gericht statt. Warum ich Verwaltungsrichter werden wolle und nicht zurück in die Verwaltung, Fragen zu meinem Lebenslauf und so weiter ... Ich habe wohl einen guten Eindruck hinterlassen, denn zum Abschluss stellte der Präsident mir in Aussicht, mich zum November anfordern zu wollen. Da derartigen Aussagen erfahrungsgemäß recht viel Gewicht beizumessen ist, mieteten wir noch am selben Tage ein Reihenhaus in Stade zum 1. November 1987. Die Entscheidung sowohl gegen Jever als auch gegen die Dozententätigkeit in Hannover war damit gefallen. Frohen Mutes fuhren wir zurück nach Göttingen. Wir hatten nun noch genügend Zeit, einen Kurzurlaub mit unserem Sohn Hinnerk im Süden zu verbringen, bevor die Umzugsplanungen beginnen konnten. Zudem musste ich ja schließlich die konkrete Zusage aus dem Justizministerium abwarten. Diese bekam ich in der zweiten Oktoberhälfte.

Meinen Richterdienst begann ich am 16. November 1987. Als ich meine Ernennungsurkunde bekommen sollte, war diese noch nicht da. Also ging ich mit meinem künftigen Vorsitzenden der Baukammer in ein Café nebenan. Es gab ein erstes »Sich-Beschnuppern«, ein Gespräch über die Aufgaben der Kammer, die Größe des Gerichtsbezirks mit zeitaufwändigen Ortsterminen und so fort. Ergebnis: Die »Chemie« stimmte. Als wir zurück ins Gericht kamen, war auch meine Urkunde eingetroffen. Gleich nach deren Aushändigung fand meine Vereidigung durch die 6. Kammer des Gerichts statt, die gerade Sitzung hatte.

Nachhaltiges nicht-juristisches Erlebnis aus den Anfangstagen im Gericht: Aus meinem Dienstzimmer hatte ich gute Aussicht auf einen großen Parkplatz. In der Ecke unmittelbar gegenüber dem Gerichtseingang stand ein Schadstoff-Abfall-Container mit der Aufschrift »Der Umwelt zuliebe«. Dort konnte man leere Batterien und Ähnliches abgeben. Ich realisierte betroffen, dass man just in diesen Tagen begann, sämtliche Platanen abzuholzen. Welch ein trauriges Schauspiel! Es sollte eine Tiefgarage gebaut werden. Nach ihrer Fertigstellung entstand ein nicht nur aus meiner Sicht architektonisch fragwürdiger, mit Steinplatten dicht belegter Platz. Touristen, die Stade in großer Zahl besuchen, versäumen nichts, wenn sie sich diesen Anblick ersparen. Zu sehr kontrastiert diese Stätte der Öde mit dem übrigen, überaus schönen Innenstadtbereich.

Entsetzen

Wir lebten uns schnell und gut in unserer neuen Heimat ein. Unser zweiter Sohn, Lennart, wurde im Januar 1989 geboren. Viele Familien mit Kindern in der Nachbarschaft führten automatisch zu Kontakten, und das geliebte Göttingen war bald mehr oder weniger vergessen.

Im Juli 1989 sollte es endlich einmal wieder stattfinden: Ein Tennismatch nach mehr als vier Jahren der sportlichen Enthaltsamkeit. Ich hatte mich mit Jürgen, einem der Nachbarn, zu dieser – für mich – sportlichen Rarität verabredet. Es war lediglich ein kurzes Frühstück möglich; schließlich wollten wir früh starten. Seit meiner Studienzeit an der ehrwürdigen Georgia-Augusta in Göttingen hatte ich nur noch selten Tennis gespielt. Nun hatten wir einen der Plätze eines Stader Sportvereins für die Zeit von elf bis ein Uhr gemietet.

Jürgen holte mich rechtzeitig ab. Auf der Hinfahrt klang aus dem Autoradio Tracey Chapmans aktueller Hit »Talking about the Revolution«. Wir stimmten beide in den eingängigen Rhythmus ein, teils mitsummend, teil mitsingend. Die ohnehin vorhandene gute Laune wurde noch besser.

Schnell erreichten wir den Platz und begannen, die Bälle möglichst lange im Spiel zu halten und nicht im Netz landen zu lassen. Ehrgeiziges Ziel war es, zumindest ansatzweise diese impulshafte Monotonie des Ballwechsels entstehen zu lassen, die jeder von uns mit dem Tennissport verbindet.

Doch schon nach wenigen Sätzen erfuhr ich meine physischen Grenzen, offenbarte sich meine sportliche Schwäche. Die letzten Studiensemester, die Referendarzeit bei verschiedenen niedersächsischen Gerichten und Verwaltungen, der Eintritt in die Verwaltungsgerichtsbarkeit und die damit einhergehende Arbeitsbelastung hatten mir nur wenig freie Zeit gelassen. Fahrradausflüge mit meiner Frau Gaby und unseren Söhnen Hinnerk, damals dreieinhalb Jahre alt, und Lennart, sechs Monate, fanden aber immerhin statt. Dennoch ist »Sportabstinenz« die richtige Bezeichnung.

Als wir uns nach fast zwei Stunden, zuletzt in der Mittagshitze, auf den Heimweg begaben, hatte ich gleichwohl das befriedigende Gefühl, mich endlich wieder sportlich betätigt zu haben. Wir verabschiedeten uns mit einem »Auf bald!« und dachten beide wohl an ein gemütliches Bier in den Abendstunden. Ich ging zu unserem Haus und schaute nach links zum Küchenfenster, ob ich dort jemanden sehen würde. Vergeblich. In diesem Moment spürte ich eine Art Muskelverspannung im Bereich der Halswirbelsäule und im linken Bein. Ich fragte mich, was das wohl zu bedeuten habe, wusste aber keine Antwort. Ein völlig fremdes Gefühl. Im Gegensatz zu den zahlreichen Sportverletzungen, die ich auf konkrete Vorfälle, äußere Einwirkungen, zurückführen konnte, kam dieses befremdliche Gefühl von innen heraus. Ich konnte mir nicht erklären, woher. Mit jedem weiteren Schritt in Richtung Hauseingang verstärkte es sich.

Ein Gefühl, völlig fremd und ungewöhnlich. Soll ich es Benommenheit nennen, Unwohlsein oder partielle geistige Abwesenheit? Nein, Letzteres sicher nicht. Denn ich nehme jede Einzelheit bewusst wahr, so bewusst, dass ich mich noch mehr als vierzehn Jahre danach an sie erinnern kann.

Unangenehm, beängstigend. Nun muss ich die acht Stufen des Treppenaufgangs bis zur Haustür schaffen. An der untersten Stufe stehend, scheinen sie mir unbezwingbar, nicht zu bewältigen. Niemals zuvor habe ich mir Gedanken darüber gemacht, welch eine Herausforderung diese Treppe für mich bedeuten könnte! Dennoch: Ich bin fest entschlossen, diese Herausforderung anzunehmen. Mein linkes Bein aber wird immer schwerer, fast lahm. Ich will es nicht zulassen. Nein, es soll wieder normal gehen! Ich verspüre jedoch zunehmend eine Aura im Kopf, die niemand nachempfinden kann, der sie nicht selbst erlebt hat.

Die Treppe, dieser Aufgang zur Haustür, sie mussten doch zu bewältigen sein! Der eigene Körper muss besiegbar sein, dachte ich und entwickelte einen Willen, den nichts brechen können sollte. Gedanken schossen mir durch den Kopf. Stand etwa mein Lebensende bevor? Sollten Senecas Worte, mit der Vollendung der Geburt beginne das Leben abzulaufen, jetzt bittere Realität werden? Ich kam Stufe für Stufe voran, doch immer langsamer. Je schwerer das linke Bein wurde, umso mehr zog ich mich mit dem rechten Arm am Geländer hoch. Erleichterung kam für kurze Zeit auf, als ich das Podest vor der Haustür erreichte. Mit dem beruhigenden Gefühl, die Treppe erklommen und sie besiegt zu haben, ging die Hoffnung einher: Ich würde auch mich selbst besiegen können; die Hoffnung, dass die Angst, es könne noch Schlimmeres passieren, sich als unbegründet erweisen würde.

Doch mein Körper zeigt mir die Grenzen. Der Krampf erfasst den linken Arm und das linke Bein, der Kopf hat noch immer die Tendenz, sich nach links zu drehen. Mein Versuch, den Blick geradeaus zu richten, erweist sich als vergeblich.

Ich stürze, schlage mit Oberkörper und Kopf gegen die

Haustür – durch einen dumpfen Ton deutlich vernehmbar – und liege hilflos auf dem Boden. Die Tür wird geöffnet, Gaby blickt erschrocken auf mich herab. Kurz darauf der Sprache wieder mächtig, versuche ich sie zu beruhigen. »Ist nicht so schlimm, geht schon wieder« und ähnliche Sätze, bruchstückhaft ausgesprochen, die den Ernst der Lage aber nicht beseitigen und Gaby, die vor ihrem Lehramtsstudium eine Ausbildung zur Krankenschwester absolviert hatte, auch nicht beruhigen können.

»Wo sind die Kinder?«, war meine erste Frage. Sie sollten von alldem nichts mitbekommen, schoss es mir durch den Kopf. Sie sollten sich nicht erschrecken, sollten mich in diesem Zustand der Schwäche nicht sehen. Ein Schuldgefühl kam in mir auf. Es verlangte von mir, unsere Kinder nicht zu belasten: Ihre Entwicklung, ihr Werdegang womöglich mit einem schwer kranken Vater, oder gar ohne ihn? Eine grausame Vorstellung. Zumindest Hinnerk konnte in seinem Alter schon verstehen, dass mit mir etwas nicht in Ordnung war. Die zarten Kinderseelen sollten keinen Schaden nehmen, unbelastet sollten sie bleiben von quälenden Gedanken. In diesem Zusammenhang fiel mir das Gedicht »Kinder« von Bettina Wegner ein, in dem es am Ende heißt:

> »Sind so kleine Seelen, offen und ganz frei.
> Darf man niemals quälen, gehen kaputt dabei.«

Mehrere Male wiederholte ich meine Frage, wo unsere Kinder seien. Gaby beruhigte mich: Hinnerk spiele in der Nachbarschaft, und Lennart schlafe.

Gaby half mir ins Haus. Ich brauchte Ruhe, legte mich erst einmal ins Bett und versuchte zu schlafen. Doch es blieb bei dem Versuch. Von diesem Schock musste ich mich erst einmal erholen, wenn das überhaupt möglich sein würde. Zu sehr quälten angstbeladene Gefühle mich, beschäftigte ich mich mit dem, was kurz zuvor passiert war. Nach dem Abendessen – ich hatte mit Müh und Not eine Scheibe Brot geschafft – legte ich mich früh ins Bett. Ich musste überlegen, wie es weitergehen sollte. Der Gedanke, ich könne vielleicht eine schlimme Krankheit in mir tragen, ließ mich nicht los. Er quälte mich. Eine Krankheit im Kopf, wohlmöglich Krebs? Wenn ja, welcher Art mochte sie sein und, vor allen Dingen, würden Ärzte mir helfen können? Wenn man würde operieren müssen, wie würde man den Schädel öffnen? Bei Krebs im Gehirn gibt es Operationen bei vollem Bewusstsein. Das hatte ich vor vielen Jahren mal im Fernsehen gesehen. Würde Derartiges auch auf mich zukommen? Irgendwann schlief ich vor Erschöpfung ein.

Das Aufwachen am nächsten Morgen war grausam. Erst jetzt wurde mir bewusst, welch tiefen Absturz der Samstag in meinem Leben bedeuten könnte, wenn sich das Schlimmste bewahrheiten sollte. Entsetzlich die Vorstellung, vielleicht schwer krank zu sein. Epilepsie, Krebs, was auch immer. Vom kerngesunden Menschen in einem Moment zum Kranken, Behinderten oder gar Todgeweihten? Ich hatte doch voller Pläne gesteckt! Privat: Familie, Reisen ins geliebte Schweden und, wovon ich schon lange geträumt hatte, nach Kanada und vor allem Südafrika. Beruflich: Keine Erprobung am Niedersächsischen Oberverwaltungsgericht und dadurch Verzicht auf einen etwaigen beruflichen Aufstieg, vielmehr Ausfüllen der Aufgabe, in der ersten Instanz Verwaltungen, in denen es nicht selten korrupt zugeht, zu kontrollieren.

Ich denke da nur an den Fall des ehemaligen SPD-Landtagsabgeordneten aus einem zum Gerichtsbezirk des Verwaltungsgerichts zählenden Landkreis. Unter Ausnutzung seines in dieser Funktion erworbenen Wissens und Einflusses hatte er dafür gesorgt, dass seine Kinder eine Baugenehmigung erhielten, die nach Überzeugung unserer Kammer offensichtlich rechtswidrig war und die Existenz eines benachbarten Landwirts aufgrund der heranrückenden Wohnbebauung gefährdete. Weiter fällt mir die junge, allein erziehende, hochschwangere Mutter eines Kindes ein, die Sozialhilfe in Form einer Säuglingserstausstattung begehrte. Angesichts der Dringlichkeit lud ich die Antragstellerin und den Vertreter des Landkreises zu mir ins Dienstzimmer, um die Angelegenheit schnell und für beide Seiten zufrieden stellend zu regeln, sprich: einen Vergleich herbeizuführen. Nach kurzer Erörterung lehnte der Vertreter des Landkreises in Anwesenheit der Schwangeren die Bewilligung der Beihilfe ab mit der Begründung, man wisse ja nicht, ob das Kind überhaupt lebend geboren würde! Ich traute meinen Ohren nicht und entließ die Beteiligten. Das Gericht verpflichtete daraufhin sofort durch Beschluss den Landkreis zur Leistung.

Schließlich erwähne ich den Fall eines an Krebs erkrankten Rentners, der Sozialhilfe in besonderen Lebenslagen begehrte. In den Verwaltungsvorgängen des Landkreises fand ich einen zwischen zwei Seiten eingehefteten Notizzettel, auf dem der zuständige Dezernent vermerkt hatte: »Der Mann ist Simulant! Kriegt nichts!« Und dies, obgleich die ärztlichen Bescheinigungen in der Akte eindeutig die Krebserkrankung bestätigten. Ich war dem Sachbearbeiter, für den diese Weisung verbindlich war, dankbar, dass er die Notiz in der Akte gelassen hatte ...

Meine hochgradig befriedigende Tätigkeit war für mich fortan mit einem großen Fragezeichen versehen. Mit diesen Zweifeln den beruflichen Bereich betreffend ging immer wieder meine Sorge einher, ob ich jemals meine Traum-Urlaubsziele noch würde erleben dürfen. Diese Resignation, sie wollte und wollte nicht weichen! Der Sonntag ging einfach nicht vorbei. Noch nie zuvor hatte ich mir so sehr gewünscht, dass ein Wochenende schnellstens enden möge. Doch alles Wünschen half nichts, die Uhr lief nicht schneller. Das Tempo, mit dem die Zeit meines Lebens seit meiner Geburt abzulaufen schien, blieb unverändert. Nur die Frage, wann es enden würde, stellte ich mir. Dabei sollte ich doch eigentlich erst einmal abwarten, was mir der Arzt am nächsten Tag sagen würde! Die Gemütsverfassung, in der ich mich an diesem Tag befand, kannte ich bislang jedoch nicht. Ich war mir fremd geworden. Obwohl ich keine Fakten kannte, die zwingend Anlass zu einer solchen Resignation boten, war ich psychisch derart angeschlagen!

Die Prophezeiung des Todes

Endlich war es so weit. Am Montagmorgen konnten Gaby und ich einen Arzt in Stade aufsuchen. In dieser Stadt vor den Toren der Großstadt ist die Auswahl an Ärzten der Fachrichtung Neurologie nicht sonderlich groß – freie Arztwahl zwar, aber de facto eingeschränkt. Viel Zeit, mich nach empfehlenswerten Ärzten zu erkundigen, hatte ich aber ohnehin nicht. Die quälende Ungewissheit musste ein Ende haben! Ausgeruht und körperlich in guter Verfassung, suchte ich einen Neurologen auf. Nach kurzer Schilderung des Sachverhalts ließ die Helferin am Empfang mich schnell zum Arzt hinein. Ich war begeistert. Das schnelle, sachorientierte Vorgehen des freundlichen Arztes beeindruckte mich. Es müsse eine Aufnahme im Kernspintomografen (MRT-Aufnahme) angefertigt werden, denn es müsse auch eine ernsthafte Krankheit, nämlich ein Gehirntumor, in Betracht gezogen werden. Um dies auszuschließen, sei die Aufnahme unerlässlich. Der Arzt rief freundlicherweise sofort in einer radiologischen Klinik in Stade an, die über einen guten Ruf verfügte.

Ich bekam noch am selben Tag einen Termin. Nach kurzer Wartezeit wurde ich freundlich in die Umkleidekabine gebeten. Alles Metallene am Körper sollte ich ablegen, Ring, Brille, alles. Gebissträger? Nein. Mit meinen dreiunddreißig Jahren war ich noch stolzer Besitzer aller Naturzähne. Kontrastmittelallergie? Nicht bekannt. Noch nie gehabt. Noch nie danach gefragt worden. Etwa eine Stunde verbrachte ich im Kernspintomografen, in der »Röhre«, die bei mir etwas Platzangst hervorrief. Wieder schossen mir Gedanken durch den Kopf, die alle denkbaren Diagnosen einschlossen. Vor allem ein Gehirntumor, von dem der Arzt sprach, tauchte immer wieder in meinen Vorstellungen auf. Ich versuchte optimistisch zu sein, doch das laute Hämmern und Klopfen, je nach Aufnahmesequenz in unterschiedlicher Tonlage und Frequenz, führte dazu, dass ich mir das Gehirn zermarterte: Was wird sein, wenn ... ? Zwischendurch die Kontrastmittelinjektion. Ich spürte, wie die kalte Flüssigkeit die Innenwände der Vene meines rechten Armes umspülte und in mir aufstieg.

Nach dem Ende der Tortur ging ich mit von Angstschweiß feuchtkalten Händen und wackligen Füßen in die Umkleidekabine zurück. Trotz der zittrigen Hände gelang es mir, mich schnell wieder anzukleiden. Ich wollte nun so schnell wie möglich wissen, woran ich war. Im Vorraum musste ich aber zunächst einmal Platz nehmen. Nach über einer Stunde des Wartens wurde ich von einem Arzt in sein Dienstzimmer hereingebeten. Der Radiologe zeigte mir die Aufnahmen und erklärte mir, es sei im Gehirn etwas zu sehen, was dort nicht hingehöre. Was genau, müsse aber der Neurologe mir sagen. Er gab mir die Bilder zu treuen Händen, und ich verabschiedete mich. Quälend die Frage, weshalb er mir nichts Konkretes gesagt hatte. Er musste doch schon Hunderte, wenn nicht Tausende vergleichbarer Aufnahmen gesehen haben! Sein nahezu völliges Schweigen – ein schlechtes Zeichen? Mit der unausgesprochenen Wahrheit in den Händen war ich nun wieder unterwegs zum Neurologen, Vertrauen und Hoffnung in ihn setzend.

Gewissheit

Beim Neurologen werde ich abermals »bevorzugt« behandelt. Ohne eine lange Wartezeit über mich ergehen lassen zu müssen, bittet mich der weißbekittelte Doktor herein an diesem Sommertag im Juli 1989. Er sieht sich die Aufnahmen an, seine Miene verfinstert sich. Dann die bittere Wahrheit: »Herr Heinemann, Sie haben einen Hirntumor. Der ist inoperabel. Ich denke, Sie wissen, was das bedeutet?«

Konsterniert starrte ich ihn an. So fürchterlich viele Gedanken mir durch den Kopf schossen, so sehr fehlten mir die Worte. Ich war mir zwar der Tragweite seiner Aussage bewusst, konnte aber keinen Ton über die Lippen bringen. Der Neurologe beendete das Schweigen, indem er rundheraus sagte: »Machen Sie Ihr Testament, regeln Sie, was noch zu regeln ist, und was Sie noch regeln können!« In mir brach die Welt zusammen. Tränen des Entsetzens liefen mir innerlich hinunter, zu sehen bekam der Arzt sie nicht. Ob ich mich vielleicht später noch einmal bei ihm vorstellen solle, fragte ich ihn. Darauf seine ihm offenkundig nicht leicht gefallene, ernüchternde Antwort: »Angesichts der Eindeutigkeit der Diagnose ist das entbehrlich.«

Ich verließ die Praxis und trat in eine andere Welt hinaus. »Hinter´m Horizont geht‘s weiter ...«, sang einst Udo Lindenberg. Für mich war ab sofort hinter dem Horizont ein

Nichts. Perspektivlosigkeit, Enttäuschung, Resignation. Schlimmer noch: Ich bewegte mich immer mehr auf den Horizont zu, der den Tod mit sich brachte.

Zu Hause angekommen, sagte ich von alldem nichts. Ich wollte zu dem Zeitpunkt meine Familie nicht belasten. Wenn ich denn sterben musste, würde es auch ausreichen, Gaby dies in ein paar Wochen zu sagen. Außerdem hatte ich die Hoffnung, dass der Arzt sich doch getäuscht haben könnte. Vielleicht war die Diagnose falsch? Warum sollte er sich nicht geirrt haben? Ich schaffte es über mehrere Tage hinweg, mir nichts anmerken zu lassen. Weder meine Familie noch meine Richterkollegen bekamen etwas mit.

An einem der Folgetage machte ich mich abermals auf den Weg in die neurologische Praxis. Die Blicke des Personals waren vielsagend: »Was will der denn noch hier? Es ist doch gesagt, was zu sagen ist«, interpretierte ich in sie hinein. Trotzdem wurde ich zum Arzt vorgelassen. Ich fragte ihn, ob er sich nicht doch vielleicht irren könne, rein theoretisch. »Ausgeschlossen!«, antwortete er. Dennoch ein Lichtblick: Um meine Zweifel an seiner Diagnose auszuräumen, solle ich in ein Krankenhaus nach Hamburg fahren, zu einem Professor für Neurochirurgie. Ich bekäme dann noch eine zweite kompetente Meinung zu hören. Ein Funken Hoffnung keimte auf, ich durchlebte ein Wechselbad der Gefühle. Sollte es hinter´m Horizont vielleicht doch noch ein »Weiter« geben? Waren dem Neurologen vielleicht doch Zweifel gekommen? Hatte er seine Diagnose im Nachhinein vielleicht als vorschnell einstufen müssen? Ich bekam kurzfristig einen Termin in Hamburg und hoffte, dass mein Bangen bald ein Ende haben würde.

Mit den MRT-Aufnahmen unter dem Arm fuhr ich mit öffentlichen Verkehrsmitteln nach Hamburg. Hoffnung beflügelte mich auf den letzten Metern zur Klinik, die ich zu Fuß zurücklegte. Ich musste nicht lange warten, bis der Professor mich hereinrief. Er schaute sich die Aufnahmen an und bestätigte die Einschätzung des Stader Neurologen. Aus! Vorbei! Der Zustand der Ungewissheit wich dem Wissen um das nahende Ende. Doch dann sagte der Arzt, er wolle die Aufnahmen trotzdem noch einmal mit Kollegen besprechen, und stellte mir einen Anruf an einem Nachmittag in der kommenden Woche in Aussicht. Niedergeschlagen verließ ich die Klinik, in mir quälende Ungewissheit. Eine dem Hochsommerwetter völlig konträre Stimmung.

An den nächsten Tagen verließ ich das Gericht stets gegen vierzehn Uhr. Normalerweise blieb ich etwas länger im Dienst. Aber ich wollte auf jeden Fall am Telefon sein, wenn der Professor anrief. Meine Schwiegereltern waren zu Besuch. An dem Tag des Anrufs hatte ich mich gerade zu ihnen und meiner Familie gesetzt, um Kaffee zu trinken. Wir unterhielten uns über alle möglichen Themen, erfreuten uns an Hinnerk und Lennart, die beide zusehends Fortschritte machten. Über meine Krankheit sprachen wir indes nicht. Da gab es eine unausgesprochene Übereinkunft, das Thema »außen vor« zu lassen. Es wäre ohnehin alles nur Spekulation gewesen und hätte die aktuelle Situation nicht verändert, weder zum Negativen noch zum Positiven.

Das Läuten des Telefons drang in unser aller Ohren. Ich sprang auf im sicheren Gefühl, dass es der Professor sein werde. Nun noch eine gute Nachricht, und wir würden den Tag genießen können. Doch diese Hoffnung zerplatzte wie eine Seifenblase. Die Diagnose des Stader Neurologen sei nicht zu beanstanden, teilte er mir mit. Auch auf meine Nachfrage blieb er dabei. Die mehrfache Wiederholung ein und derselben Aussage würde nichts ändern, schon gar nichts am Wahrheitsgehalt dieser Botschaft aus Hamburg. Höflich und mit einem gequälten Lächeln im Gesicht verabschiedete ich mich. Meine Familie sollte nichts ahnen von dem, was ich soeben erfahren hatte. Ich sackte innerlich zusammen. Mein Leben steuerte nun dem Ende zu, und dies in einem mehr oder weniger überschaubaren Zeitraum! Ich überlegte, was ich nun tun sollte. Erst einmal positive Stimmung verbreiten und zurück in die Kaffeerunde, dachte ich mir und aß den Kuchen, als sei nichts geschehen. Ich sagte lediglich, die Hamburger Ärzte bräuchten noch Zeit um sich zu beraten und auszutauschen. So schaffte ich den Übergang zu anderen Themen, und der Tag lief ab, ohne dass ich über den Hirntumor reden musste.

Nach einer unruhigen Nacht stand ich wie gewohnt auf und fuhr mit dem Fahrrad zum Dienst. Anlässlich der Reisesitzungen als Mitglied der für das öffentliche Baurecht zuständigen Kammer des Gerichts nahm ich die Landschaft im flachen Norden stärker wahr als jemals zuvor. Ich entdeckte Schönheiten, die mir vorher niemals so bewusst geworden waren, und zwar vor dem Hintergrund, dass es immer meine letzte Dienstreise sein könnte. Die Folgetage und -wochen verliefen für meine Familie äußerlich indes wie üblich. Auf keinen Fall wollte ich sie mit meiner Krankheit belasten, darüber reden.

Dennoch begann ich mich auf den mir vorausgesagten, nahe bevorstehenden Tod vorzubereiten. Mit der Begründung, ich müsse Akten bearbeiten oder die nächste Sitzung vorbereiten, zog ich mich nachmittags in mein Arbeitszimmer im Dachgeschoss zurück. Dort schrieb ich an meinem Testament. Darüber hinaus brachte ich Abschiedsbriefe zu Papier: An Gaby, Hinnerk und Lennart, meine Eltern und meine Schwester. Ich verfügte, wer mir lieb gewordene und wichtige Gegenstände bekommen und in Ehren halten sollte. Eigentlich überflüssig zu erwähnen, dass all diese Aktivitäten mehrfach durch Tränen unterbrochen wurden. Durch Tränen, ja, aber auch durch Blicke zurück auf das, was gewesen war, was unwiederbringlich, unwiderruflich war. Spätestens in dieser Situation wurde mir die Kürze des Lebens bewusst. Noch nie zuvor hatte ich mir solche Gedanken gemacht. Lediglich die durch Alter und Generationen bedingte Todesfolge hatte ich mir bislang vor Augen geführt. Doch jetzt wurde mir klar, dass jener sich schadet, der sich aufhält an Nebensächlichkeiten. Denn Unbeständigkeit, immer wieder neue Beginne machend, ist gleichzusetzen mit einer Zerstückelung des Lebens. Man konzentriere sich also auf das Wesentliche und bemühe sich, das Leben zu vollenden vor dem Tode. Dann, so sieht Seneca es, sei es möglich, »gelassen zu erwarten den restlichen Teil seiner Zeit«. Diese Gedanken beschäftigten mich, und ich zweifelte, ob ich denn immer beständig gewesen war, ob ich überdies gelebt hatte bis zum gegenwärtigen Zeitpunkt, in dem der Tod mir als nahe bevorstehend prophezeit worden war. Nein, über lange Zeit hinweg sicher nicht.

Ich denke nur an die vier Semester, die ich schon an der Georg-August-Universität in Göttingen studiert hatte, aber gleichzeitig noch als Kreisinspektor im gehobenen Verwaltungsdienst beim Landkreis Northeim gearbeitet hatte. Wenn früh am Morgen die Sechs-Uhr-Nachrichten begannen, musste ich mein Appartement in Göttingen verlassen, um den Zug um 6.09 Uhr zu erreichen und meinen Dienst in Northeim um 6.35 Uhr beginnen zu können. Um 16.30 Uhr war ich zurück in Göttingen und begab mich in die Universität. Spätestens um zweiundzwanzig Uhr war ich wieder im Appartement, denn der Vorlesungsbetrieb endete um 21.45 Uhr. Dann oftmals noch in die nahe gelegene Innenstadt, die eine oder andere Studentenkneipe aufgesucht, ein, zwei Bier, irgendwann früher oder später nach Mitternacht zurück ins Appartment. Am selben Morgen wieder um sechs Uhr los in Richtung Bahnhof ...

Klar, dass ich mich auf die Semesterferien freute. Denn in dieser Zeit musste ich »nur« zur Arbeit nach Northeim. Eine mir aus freien Stücken auferlegte, aber eine an den Kräften zehrende Doppelbelastung, um möglichst lange die Sicherheit des Beamtenstatus zu bewahren. Rückblickend betrachtet war das ein großer Fehler, von »Leben« in Senecas Sinne, die Urlaube in Cornwall, Südfrankreich und Schweden einmal ausgenommen, keine Spur!

All diese Gedanken schossen mir durch den Kopf, als ich meine Briefe verfasste. Aber mit jedem Schriftstück, das ich fertig stellte, wurde ich innerlich auch ruhiger. Es war ein angenehmes Gefühl, etwas abgeschlossen zu haben, das angesichts der Kürze der mir verbleibenden Zeit so dringend notwendig war.

Neben dem Verfassen der Briefe bewegte mich auch die Frage, ob und inwieweit ich meine Beerdigung, insbesondere die im Zusammenhang mit meinem Tod anfallenden Arbeiten, erledigen oder zumindest vorbereiten konnte und sollte. Mir fiel ein, dass ich ja unter anderem schon einmal Adressaufkleber fertig stellen könnte mit den Namen all derer, die eine Traueranzeige bekommen sollten. Ich könnte damit Gaby viel Arbeit ersparen, denn es würde für sie ohnehin genug zu tun und zu bedenken geben. Außerdem dachte ich darüber nach, mit unserem Pastor den Ablauf der Trauerfeier in der Kirche festzulegen. Ob er wohl von einer Kassette den Song »Hurricane« von Bob Dylan spielen würde als musikalische Einlage und Gelegenheit für die Trauergemeinde, sich meiner und eines meiner liebsten Musikstücke zu erinnern (er handelt von Rubin »Hurricane« Carter, einem schwarzen Boxer. Er wurde 1967 von einer nur aus Weißen bestehenden Jury in Paterson, New Jersey, zu Unrecht wegen dreifachen Mordes verurteilt. Als Opfer einer Willkürjustiz, geprägt von Rassenhass, verbrachte er weit mehr als ein Jahrzehnt unschuldig im Gefängnis)? Sollte ich die Art der Bestattung festlegen? Erd-, Feuer-, Seebestattung? Ich denke noch heute an den in der Schweiz beim Skifahren zu Tode gekommenen Skilehrer, dessen Asche dem über den Berggipfeln wehenden Wind überlassen wurde. Vor einigen Jahren hatte ich mit meiner Frau in Schweden auf Tourenski den Storvätteshagna in Nord Dalarna erklommen, der böte sich vielleicht an? – Ich bin sicher, dass sich nur wenige die Gedanken machen, ihren Hinterbliebenen die Zeit nach dem Tod möglichst zu erleichtern, wird sie doch ohnehin schwer genug. Für mich war und ist es aber überaus wichtig.

Zweifel

Ich wurde aus meinen Gedanken gerissen, als Gaby mir den Kaffee brachte. Schnell wieder die Realität: Ich erinnerte mich an das angenehme Empfinden, wirklich etwas vollendet zu haben mit allem, was ich schriftlich niederlegte. Zeitgleich damit verspürte ich allerdings etwas, das ich seit dem Telefonat mit dem Hamburger Professor nicht mehr empfunden hatte: Zweifel an der Richtigkeit der getroffenen Aussage und meinen aufkommenden Willen, diesen Zweifeln auf den Grund zu gehen.

Je länger ich darüber nachdachte, desto mehr wurde ich willens, mir meine eigene Meinung zu bilden über die Prophezeiung des kurz bevorstehenden Todes, über seine Unvermeidbarkeit. Mit dem Tod sich auseinander zu setzen bestand nun offenbar dringende Veranlassung, auch mit dem von den Ärzten in Aussicht gestellten, damit einher gehenden viel zu frühen Abschied von meinen Lieben. Ich wollte eine Lösung finden, die mir innere Beruhigung, Zufriedenheit und Gewissheit gab, egal, wie sie aussehen würde. Ich musste aber überzeugt sein. Erst dann würde ich mit Gaby über die Zukunft sprechen. Dies forderte ich für mich, und damit forderte ich mich heraus.

Seit meiner Kindheit habe ich einen Spruch verinnerlicht, der in meiner Heimatstadt Uslar in einem Mitteilungskasten der evangelischen Kirchengemeinde zu lesen war: »Tote Fische schwimmen mit dem Strom, lebendige dagegen!« Diese Worte sollten meinen Lebensweg prägen. Sie haben mir das Leben selten erleichtert, oft eher erschwert. Dennoch bereue ich es nicht, nach diesem Motto wann immer möglich zu leben. Es gibt leider eine zu große Masse von Menschen, die in verschiedensten Lebensbereichen keine eigene Meinung haben, oder die zwar eine besitzen, diese jedoch nicht äußern, weil es nicht opportun ist, eine Meinung kundzutun, die nicht spontan jedermanns Beifall hervorruft. Das Rückgrat solcher Menschen ist selten stark genug, oder sie buhlen bewusst um Zustimmung und Anerkennung. Solche Menschen finden wir in allen Lebensbereichen, angefangen in der Politik über das berufliche Umfeld bis ins Private.

Weshalb also, fragte ich mich, sollte es nicht auch unter Medizinern ab und zu »tote Fische« geben, die bei schwierigsten und gefährlichsten Erkrankungen vielleicht den einfachsten Weg gehen, den Patienten nur als Objekt, als Nummer oder Behandlungsfall betrachten, ihn aber nicht als Menschen sehen und sich diesem zuwenden? Betrachtet vielleicht der eine oder andere Arzt die Tatsache, dass ein Patient ihn aufsucht, als Bitte, sich herabzulassen und sich mit den Sorgen und Todesängsten des Objekts Patient abzugeben? Ist es nicht vielleicht einfacher und lukrativer, einen schwierigen Fall »abzuschreiben« und in der dadurch gewonnenen Zeit mehrere andere Patienten zu behandeln!?

Schwingt nicht – wenn auch sicher selten – bei manchen Ärzten, einhergehend mit Überheblichkeit, das Wissen um die Tatsache mit, juristisch betrachtet mit dem Patienten lediglich einen Dienstvertrag abzuschließen, sprich: eine Tätigkeit zu schulden, nicht aber einen Werkvertrag zu vereinbaren, also keinen Erfolg erzielen zu müssen, um einen Anspruch auf Vergütung zu erlangen? Ist es deshalb auch nicht notwendigerweise für den Arzt nachteilig, wenn er sich nicht fortbildet? Gibt es da vielleicht einen für – wenn auch unbewusst – für allgemein gültig gehaltenen Satz, der da lautet: »Krebs gleich tot«, zumindest aber »Gehirntumor gleich tot«? Oder übersteigen in Extremfällen die Inhalte der MRT-Aufnahmen trotz ihrer nahezu fotografisch exakten Wiedergabe des Organs die Auffassungsgabe des Arztes, der womöglich überdies vorrangig am Verdienst interessiert ist?

Möglicherweise war ich ja bislang an einen oder mehrere in eine der genannten Kategorien einzuordnende Ärzte geraten? Dies herauszufinden und zu erfahren, ob die Diagnose »Krebs« überhaupt zwangsläufig gleichzusetzen sei mit einem Todesurteil, empfand ich von der Sache her ohnehin spannend. Da es aber um mein Leben, um meine und die Zukunft meiner Familie ging, war die Diagnose Chance und Herausforderung zugleich. Ich wollte und musste die bislang schwerste Prüfung meines Lebens bestehen. Wie unwichtig und einfach war dagegen all das, was ich bislang in meinem Leben an Prüfungen zu bestehen gehabt hatte! Abitur, Prüfung für den gehobenen nichttechnischen Verwaltungsdienst, schließlich Erstes und Zweites juristisches Staatsexamen – all diese Herausforderungen erschienen im Vergleich zu der vor mir liegenden Aufgabe zwar wichtig, aber weitaus weniger gewichtig. Waren die bestandenen Prüfungen und Examina relevant gewesen für meinen beruflichen Werdegang, so lag jetzt eine Aufgabe von existenzieller Bedeutung vor mir. Als Nichtmediziner wollte, nein, musste ich mich daranmachen, die gleich lautende Aussage zweier Ärzte auf ihre Widerlegbarkeit zu prüfen. Ich wagte nicht daran zu glauben, dass sie sich bei der Diagnose »Hirntumor« geirrt hatten. Aber die Behauptung der Inoperabilität des Tumors und die Prophezeiung des nahen Todes galt es als falsch zu belegen. Dies war mein fester Wille.

Die nächsten Wochen vergingen für jedermann ersichtlich wie die Zeit vor der Diagnose. Ich war jeden Tag im Dienst und bemühte mich, auch den Anforderungen als Ehemann und Familienvater gerecht zu werden. Meine Gedanken aber kreisten nur um das eine: Würde ich die Diagnose widerlegen können, und wenn ja, wann und wie? Es war ein Zustand, als befände ich mich in einem Labyrinth, in das ich durch höhere Gewalt hineingeworfen worden war. Rat- und orientierungslos suchte ich jetzt nach einer Lösung für das, was ich selbst noch nicht kannte, aber finden wollte und mehr noch: finden musste!

Ausgehend davon, dass die Ärzte mit ihrer Diagnose dem Grunde nach richtig lagen, befand ich mich unter erheblichem Zeitdruck. Denn der Tumor war zu meiner Überzeugung sekündlich im Begriff zu wachsen. Ich hatte mir schon einiges Wissen angelesen – Einstieg war der »Pschyrembel« in der Gerichtsbibliothek. Es gibt Hirntumore, die langsam wachsen, andere aber wachsen rapide. Eine weitere Eigenart ist, dass einige abgegrenzt wachsen und auf benachbartes Gewebe drücken, andere wachsen infiltrativ, das heißt, sie zersetzen das angrenzende Gewebe unwiderruflich. Sie werden nach Malignitätsgraden eingestuft (WHO Grad I – IV).

Hierbei handelt es sich um Grundwissen, das man sich innerhalb von drei Minuten aneignet. Dazu durchgängig das Wissen um ungünstige Prognosen, fast ausnahmslos mit tödlichem Verlauf. Hierin lag und liegt eines der Hauptprobleme meiner Bemühungen, den Tumor zu bezwingen: Psychische Rückschläge und Tiefs, unvermeidbar bei dieser Problematik, sind urplötzlich da. Es dauert unterschiedlich lange, bis man imstande ist, diese Zustände wieder hinter sich zu lassen. Zum Glück gibt meine Familie mir Rückhalt, soweit es irgend geht. Dazu mein einmal gefasster Entschluss, zu dem Beharrlichkeit gehört und der Wille, mich durch nichts und niemanden aus der Bahn werfen zu lassen. Er hilft mir immer wieder, den geraden, zielorientierten Weg beizubehalten: Den Ausweg aus dem Labyrinth zu suchen.

Einzig beruhigendes Moment, über das ich mich schlau gelesen hatte: Hirntumore sind, so möchte ich es formulieren, semimaligne, also nur halb bösartig, denn sie können keine Metastasen im übrigen Körper bilden – anders als beispielsweise Lungentumore, die in alle anderen Regionen wie Niere und Leber, aber auch ins Gehirn, metastasieren können. So hatte ich zumindest schon *einen* positiven Aspekt entdeckt. Das verlieh mir noch mehr Mut, die angenommene Herausforderung unbedingt meistern zu wollen.

Enttäuschung

Zufällig erfuhr ich in dieser Zeit, dass in Freiburg im Breisgau Professor Dr. Mundinger eine neue Methode zur Behandlung von Hirntumoren praktizierte. Ich konnte es kaum erwarten, dass seine Sekretärin mir einen Termin gab. Wir organisierten für zwei Tage eine Betreuung für Hinnerk und Lennart. Der Fahrt nach Freiburg stand damit nichts mehr im Wege.

Mit dem Auto fuhren wir von Stade in die Stadt der Bächle und Gässle, die ich so gerne mag, dass ich ursprünglich eigentlich dort studieren und Richter am dortigen Verwaltungsgericht werden wollte; da, wo ich auf meinen Rückreisen aus Südfrankreich und auf der Rückfahrt von einem »studentisch verlängerten Wochenende« im französischen Annecy immer Zwischenstopps eingelegt hatte. Das klingt eigentlich wie eine Urlaubsreise, doch leider war sie für uns alles andere als das. Dennoch versuchten wir, uns die Fahrt mit Gedanken, welche nichts mit Krankheit zu tun hatten, so angenehm wie möglich zu gestalten. Das Essen unterwegs ließen wir uns auch schmecken. Doch je näher wir Freiburg kamen, desto mehr nahm der Tumor überhand in unseren Gedanken und Worten oder auch in unserem nachdenklichen Schweigen. Wir machten uns Hoffnung, dass der Professor die Rettung sein werde.

In Freiburg angekommen, bezogen wir unser Hotel und rafften uns auf, am Abend in die Gaststätte »Schwanen«

zu gehen. Auch hier waren wir schon mehrere Male eingekehrt, allerdings unter anderen Vorzeichen – als Studenten, gesund, unbelastet und fähig, die Zeit zu genießen.

Am nächsten Vormittag waren wir pünktlich in der Universität. Auf der Fahrt dorthin hatten wir bereits mehrfach das Gesicht des Professors auf Wahlplakaten in der Stadt gesehen. Nun standen wir in seinem Vorzimmer und waren gespannt, ihn persönlich kennen zu lernen. Doch wir sahen nicht ihn, sondern nur seine Sekretärin! Ihre Miene, die Überraschung und Bedauern zugleich ausdrückte, ließ uns Böses ahnen. Und tatsächlich: Sie eröffnete uns, dass der Professor für mehrere Tage kurzfristig zu einem Kongress habe verreisen müssen. Man habe mich nicht erreichen und mir nicht absagen können, da man meine Telefonnummer nicht gehabt habe. Auch auf mehrmaliges, ungläubiges Nachfragen blieb sie dabei. Für mich brach nicht zum ersten Mal »in Sachen Mediziner« eine Welt zusammen. Als Ersatzlösung bot die Sekretärin an, einen Assistenten zu meinem Problem zu befragen. Ich willigte ein in der Hoffnung, einen kompetenten Arzt zu Gesicht zu bekommen. Doch ich hatte mich getäuscht. Er wand sich wie ein Aal um die Aussage, ob die Operationsmethode des Professors bei mir angewendet werden könne. Zum Schluss bot er mir an, die MRT-Aufnahmen zu behalten, damit er sie dem Professor nach dessen Rückkehr zeigen könne. Ich lehnte verärgert ab, resignierte in diesem Moment.

Zugleich beschloss ich, den Professor zum Ersatz des mir entstandenen Schadens (Fahrtkosten, Kosten der Unterkunft) heranzuziehen. Er weigerte sich aber, diese Angelegenheit außergerichtlich zu regeln. Nun musste ich mich neben meinen Problemen mit der Krankheit auch noch mit einem Prozess abgeben! Auf meine Klage hin ließ der Professor durch seinen Rechtsanwalt unter anderem vortragen, ich hätte den Schaden nicht einmal nachgewiesen. Es sei nämlich durchaus denkbar, dass meine Frau und ich ein schönes Wochenende in Freiburg und im Schwarzwald verbracht hätten, wofür er nun aufkommen solle. Statt einer Entschuldigung dafür, dass der Mediziner mich versetzt hatte, nun eine derartige Äußerung, zu der sich dieses »Organ der Rechtspflege« herabließ! Es war nicht das erste und sollte auch nicht das letzte Mal bleiben, dass ich über die Spezies der Rechtsanwälte den Kopf schüttelte. – Das Amtsgericht Freiburg verurteilte den Professor am 13. März 1991 zur Zahlung.

Licht am Horizont

Für mich war nach wie vor klar, dass die vor mir liegende schwere Aufgabe nur mit fremder Hilfe zu lösen sein würde und ich dazu ärztlicher Hilfe bedurfte. Also musste ich mich einem Arzt anvertrauen, der medizinisch eine wirkliche Kapazität war und zugleich menschlich hervorragend. Das Hauptproblem bestand zunächst aber darin, ihn zu finden.

Anfang September 1989 beschloss ich, meinen Freund Einar aus Hamburg in mein Vorhaben einzubeziehen. Wir hatten uns 1974 in Heidelberg kennen gelernt. Seine Klasse vom Gymnasium Syke und meine vom Gymnasium Uslar machten ihre Abschlussfahrten in die Stadt, in der ich alternativ zu Freiburg gern studieren wollte. Im »Seppl« lernten wir uns kennen. Nachdem wir alkoholischen Getränken in nicht unerheblichem Maße zugesprochen hatten, kam das Gespräch auf unser beider Leidenschaft, den Sport. Einar spielte Tennis, ich war Handball-Auswahlspieler, der sich dem Leistungssport verschrieben hatte. In bierseliger Laune verabredeten wir uns für sieben Uhr des schon nahen Morgens auf der Aschenbahn hinter der Jugendherberge. Beide waren wir pünktlich und liefen zweitausend Meter. Mehr ließ unsere physische Verfassung nicht zu. Ausreichend aber für den Beginn unserer Freundschaft. So trafen wir uns in Studienzeiten gelegentlich zu Feiern in Bremen. Nach einer der Feiern im Bremer Ruderclub Hansa übernachteten Einar und ich gemeinsam mit einem Orthopäden in der Wohnung eines Bremer Bekannten.

Einar hatte bei gelegentlichen Treffen und Telefonaten von diesem Orthopäden berichtet, mit dem ihn bis heute eine langjährige Freundschaft verbindet. Dieser sei mittlerweile Oberarzt am Universitäts-Klinikum Eppendorf (UKE) in Hamburg. Daran erinnerte ich mich. Vom Dienstzimmer aus rief ich Einar an und schilderte ihm meine Situation. Zunächst war er verständlicherweise über die Nachricht entsetzt, aber er wurde schnell konkret und teilte mir mit, sein Freund sei nach wie vor Oberarzt im UKE, und er stehe mit ihm in regelmäßigem Kontakt. Ich bat Einar zu versuchen, über ihn einen Neurochirurgen in Erfahrung zu bringen, der sowohl Mensch geblieben als auch guter Arzt war. Nur beide Komponenten machten für mich Sinn, eine für sich allein genommen betrachtete ich als unzureichend, mir in meiner Situation zu helfen. Einar versprach, sich unverzüglich zu informieren.

Vier Tage später rief er zurück. Sein Freund sei auf einem Kongress, ein früherer Rückruf daher nicht möglich gewesen. Er ließ mir über Einar ausrichten, ich solle mit Prof. Dr. Grubel, Oberarzt in der Neurochirurgischen Klinik des UKE, Kontakt aufnehmen. Ein Stein fiel mir vom Herzen! Es gab also jemanden, der mir möglicherweise helfen konnte. Allein die Kenntnis des Namens einer Person, die Mensch und Arzt zugleich sein sollte, war für mich schon ein kleiner Schritt im und durch das Labyrinth, dessen Ausgang ich suchte, das mich aber noch immer umgab wie ein riesiges Ungetüm.

Die Sekretärin des Professors vergab mir kurzfristig einen Termin. Schon eine Woche später konnte ich in die Sprechstunde kommen. Dort lernte ich einen Menschen kennen, der auf mich eine beruhigende Wirkung ausstrahlte: verbindlich, in sich ruhend und den Eindruck vermittelnd, mir auf jeden Fall so weit wie irgend möglich helfen zu wollen, vor allem Zeit für mich mit meinen Ängsten und Sorgen zu haben, bereit zu sein mir zuzuhören. Nach einem kurzen Vorgespräch betrachtete er sich die MRT-Aufnahmen mit ernster Miene. Rat- und hilflos schaute ich abwechselnd ihn und die Aufnahmen an. Er erläuterte mir detailliert das Innenleben meines Schädels, das mir so viel Kopfzerbrechen bereitete.

Nach einigen Minuten nahmen wir wieder Platz, und er gab seine Beurteilung ab, die allerdings, so sagte er, vorläufig sei. Eine ungemein schwierige Fragestellung sei hier zu beantworten, bedingt durch die kritische Lage des Tumors. Denn hoch sensible Areale lägen in unmittelbarer Nähe der Geschwulst. Es sei voreilig, nach so kurzer Zeit eine Aussage zu treffen, ob etwas, und wenn ja, was und wie machbar sei. Er wolle sich zunächst mit seinen Kollegen – Neurochirurgen und Neurologen – beraten, was aber Zeit in Anspruch nehmen werde. Ich solle mich in zwei Wochen wieder vorstellen.

Zum Teil reagierte ich enttäuscht, zum Teil aber auch hoffnungsvoll. Nach seiner Aussage lag es schließlich im Bereich des Möglichen, dass man den Tumor operativ entfernen konnte – etwas völlig anderes, als die Ärzte mir bislang gesagt hatten. Ein Hoffnungsschimmer tat sich auf. Sollte es hinterm Horizont für mich doch weitergehen? Erleichtert und dankbar fuhr ich nach Hause. Ich spürte, dass ich einen Arzt und Menschen gefunden hatte, der seine Aufgabe ernst nahm, dessen Beruf für ihn gleichzeitig

Berufung war. Dieses Gefühl von Hoffnung, das mich in meinem Vorhaben bestärkte, würde all denen entgehen, die bei vergleichbarem Krankheitsbild sich dem Urteil der Ärzte – aus welchen Gründen auch immer – bedingungslos hingaben. Ihnen drohte unausweichlich der Tod, ich hingegen hatte zumindest den Anfang gemacht, den Tumor zu besiegen.

Die zwei Wochen vergingen viel zu langsam. Doch dank meiner Familie und meines Berufs, den ich weiter voll ausübte, hatte ich genügend Ablenkung. Gleichwohl waren die Angst und das Bangen um die Aussage des Professors latent vorhanden und brachen immer wieder hervor, gleich in welcher Situation ich mich befand. Als ich mich Mitte Oktober endlich wieder bei Prof. Dr. Grubel einfand, war das Hoffen und Bangen unbeschreiblich geworden. Er teilte mir seinen Entschluss mit, mich operieren zu wollen, allerdings mit der Einschränkung, dass er keine Garantie für das Gelingen der Operation geben könne. Es sei durchaus denkbar, dass er den Tumor nicht insgesamt entfernen könne. Erleichtert atmete ich durch. Da war sie, die Chance, die ich herbeigesehnt, erhofft und an die ich geglaubt hatte! Die Chance, die der Stader Neurologe und der Professor aus dem Hamburger Krankenhaus aus meiner damaligen Sicht leichtfertig negiert und mir statt dessen so tief gehende Qualen bereitet hatten.

Ich fragte Prof. Dr. Grubel noch nach Operationsrisiken, beispielsweise der möglichen Verletzung von Blutgefäßen im Gehirn. Er beruhigte mich, indem er mir versicherte, dass die Fähigkeiten und Fertigkeiten eines Neurochirurgen zuallererst darauf ausgerichtet und trainiert würden, dass insoweit nach menschlichem Ermessen nichts zu befürchten sei. Schnell vereinbarten wir den Termin zur stationären Aufnahme. Prof. Dr. Grubel hatte mit seinen Worten auch meine Frau zuversichtlich gestimmt. Sie war überzeugt, dass ich bei diesem Menschen in besten Händen sei.

Ich bat meine Eltern, vor meiner Abreise zur Operation von Uslar nach Stade zu kommen, denn ich wollte, dass Gaby mit unseren Kindern in der Zeit nicht allein zu Hause war. Vor allem wollte ich sicherstellen, dass sie direkt Beistand haben würde, falls ich während oder nach der Operation sterben sollte.

Der Tag der Aufnahme kam. Das Frühstück verlief relativ ruhig. Auch ohne Worte wusste jeder von uns, was alle dachten. Vor meiner Abfahrt trug ich noch Lennart, mittlerweile acht Monate alt, zu unseren Nachbarn. Er konnte meine Tränen zum Glück nicht bewusst wahrnehmen. Doch ich redete mir ein, dass ich ihn und die ganze Familie wiedersehen würde. Ich musste, ich wollte sie wiedersehen!

Kaum war ich zurück zu Hause, klingelte Jürgen an der Tür. Er hatte sich angeboten, mich nach Hamburg zu bringen. Zum ersten Mal in meinem Leben sah ich meinen Vater weinen. Ich verabschiedete mich von ihm und meiner Mutter, dann kam der noch schwerere Moment des Abschieds von Hinnerk und von meiner Frau. Ade? Lebt wohl, war schön mit euch! Ade, bis bald?

Jürgen und ich lenkten uns während der einstündigen Fahrt mit Gesprächen über Dinge ab, die mit allem, nur nicht mit der Operation zu tun hatten. Ich bat ihn nur, für den Fall, dass ich nicht wiederkommen würde, sich mit seiner Frau um meine Familie zu kümmern, gerade in den ersten, schwierigsten Wochen. Jürgen erklärte spontan, das sei doch selbstverständlich. Ebenso selbstverständlich sei er aber davon überzeugt, dass ich bald wieder bei meiner Familie sein werde. Sein Wort in Gottes Ohr!

Hamburg, Martinistraße, das UKE kamen unweigerlich näher. Jürgen trug meine Tasche die Treppe bis zum Eingang der Neurochirurgischen Klinik hoch. »Ich hole dich auch wieder ab, alles Gute!«, sagte er und eilte nach einem – aus damaliger Sicht vielleicht letzten? – Händedruck die Treppe hinunter. Ich wartete, bis er losfuhr. Wir winkten uns noch einmal zu.

Die Stationsschwester nahm meine Personalien auf und begleitete mich zu meinem Zimmer. Ein Zweibett-Zimmer. Das eine Bett war belegt mit einem Mann, dessen Kopf ringsum verbunden war. Er hat es schon hinter sich, dachte ich und beneidete ihn etwas. Ich packte meine Tasche aus und ging noch einmal zum Stationszimmer. Auf meine Frage, ob ich Prof. Grubel noch sprechen könne, bekam ich die Antwort, das gehe nicht, weil er zu einem Kongress gefahren sei. Er komme erst in einigen Tagen zurück. Ich traute meinen Ohren nicht. Unfassbar! Ich war auf die Operation vorbereitet mit all den damit verbundenen Sorgen, und nun sollte zunächst nichts passieren können! Mein Hoffnungsträger und Operateur war nicht da. Am nächsten Tag informierte ich mich, wann Prof. Grubel wiederkomme, und verabredete die erneute stationäre Aufnahme für den Tag vor seiner erwarteten Rückkehr. Ich sollte hier im Krankenhaus tagelang warten, und nichts würde passieren? Nein.

Mit einem Taxi fuhr ich zurück nach Stade. Meine Familie und Eltern schauten gleichermaßen entsetzt und überrascht, als ich ins Haus kam. Sie konnten nicht glauben, was ich erzählte. Doch ich berichtete, dass ich nun definitiv am 9. November 1989 operiert werden sollte, dem Tag, der ein historischer werden sollte, in zweierlei Hinsicht. Der Termin sei verbindlich, versicherte ich meiner Familie. Wir alle mussten uns damit abfinden.

Jürgen – unsere beruflichen Wege haben uns leider mittlerweile voneinander entfernt – brachte mich nach vier Tagen wieder nach Hamburg. Aufnahme am späten Nachmittag. Am nächsten Morgen stand ich so lange am Fenster meines Zimmers, bis ich Prof. Grubel in die Klinik kommen sah. Erleichterung machte sich bemerkbar.

Die Operationsvorbereitungen beginnen: Röntgen, EKG, Routine. Die folgende Angiographie dient der Sichtbarmachung der Blutgefäße im Gehirn. Ein Katheter wird in der Leistengegend in die dort verlaufende Vene eingeführt, hinauf bis zum Hals. Ein wahrlich unangenehmes Gefühl kriecht in mir schlangenähnlich geschmeidig hinauf, bis das Kontrastmittel gespritzt wird: Es blitzt in den Augen, ich sehe meine Netzhäute mit den in ihnen verlaufenden Äderchen. Ein faszinierendes Erlebnis, sich selbst von innen sehen zu können! Nach dem Herausziehen des Katheters beugt sich eine Schwester etwa drei Minuten über mich und benutzt einen Teil ihres Körpergewichts, um Druck auf das Loch in der Vene auszuüben. Danach muss ich noch fünf Minuten fest auf die Einstichstelle drücken, bis sich das Loch wieder geschlossen hat. Die Tortur hat ein Ende. Ich darf zurück auf mein Zimmer und auf die Operation am nächsten Tag warten.

Kurz darauf lässt Prof. Grubel mich in sein Dienstzimmer rufen. Ein letztes Gespräch wolle er mit mir führen – vor der Operation. Das sei üblich, sagt er mir. Er bittet mich schließlich um meine schriftliche Einwilligung, dass ich meinen Körper für Forschungszwecke zur Verfügung stelle, falls ich die Operation nicht lebend überstehen sollte. Ich bin darauf nicht vorbereitet, und in wenigen Sekunden schießen Gedanken durch mein Hirn, in denen ich mir vorstelle, wie angehende Juristen, Mediziner und Rechtsmediziner meinen Leichnam von Kopf bis Fuß sezieren, abgebrühte Routiniers dabei ihr Frühstücksbrot essen und sich vergnügen, wenn junge Studenten in Ohnmacht fallen. Nein, dafür bin ich mir zu schade, wie ich Prof. Grubel zu seinem Bedauern mitteile. Er zeigt Verständnis, sichert mir aber zu, dass jegliche Forschungsaktivität an meiner Leiche sich ausschließlich auf das Gehirn beziehen werde. Man könne das zwar formularmäßig nicht festlegen, aber er gibt mir sein Wort, weitergehende Aktivitäten zu unterbinden. Hiermit erkläre ich mich spontan einverstanden. Denn diesem Menschen, der meine Hoffnung und zu meiner Überzeugung völlig integer ist, vertraue ich uneingeschränkt. Wenn ich schon nicht weiterleben soll, dann ist es ja vielleicht möglich, dass andere Menschen, die an einem Gehirntumor erkrankt sind oder denen es bevorsteht, von Erkenntnissen profitieren, die aus der Forschung an meinem Gehirn gewonnen werden können. Prof. Grubel verabschiedet mich mit einem festen Händedruck, der mich Zuversicht empfinden lässt, und wünscht mir eine gute Nacht.

Am Abend ruft Einar in der Klinik an und überrascht mich mit der Nachricht, er sei von einem Geschäftstermin in München kurzfristig nach Hamburg geflogen, um mich (ein letztes Mal? frage ich mich) zu besuchen. Er holt mich ab, und wir fahren in eine der vielen nahe gelegenen

Eppendorfer Studentenkneipen, die wir während des Studiums oft aufgesucht hatten. Mit ihnen verbinden wir viele schöne Erlebnisse. Einar bestellt sich ein Bier, ich mir angesichts der bevorstehenden Operation am nächsten Morgen einen schwarzen Tee. Bei dieser Bestellung schmunzelt der Wirt etwas. Wenn der nur gewusst hätte, weshalb ich an diesem Abend Tee wählte, hätte er sicherlich Verständnis gehabt. Wir lassen unsere Gedanken in die Vergangenheit schweifen, auch nach Heidelberg, zum »Seppl«, wo noch heute unsere Initialen, in einen der Holztische geritzt, verewigt sein dürften. Wir sprechen über viele Jahre zurück liegende Erlebnisse, gewesen, vorbei, aber in einer Situation wie dieser rasch wieder präsent, erinnerungswürdig, unvergesslich.

Die Zeit vergeht schnell, und unsere Gläser leeren sich im selben Tempo. Wir brechen auf. Einar fährt mich zurück ins Krankenhaus. Verabschieden, in den Arm nehmen. Mein guter Freund fährt davon. Der Tag geht zu Ende. Eine Beruhigungstablette versetzt mich in den Schlaf, nachdem ich noch einmal mit Gaby gesprochen habe und wir uns gegenseitig Mut gemacht haben, das zu überstehen, was da kommt.

Der Tag des Eingriffs in meinen noch zu öffnenden Schädel, der 9. November 1989, ist gekommen. Ich stehe früh auf dem Operationsplan und muss deshalb nicht lange warten. Die Schwester, die mein Bett Richtung Operationssaal schiebt, versucht, meine wohl erkennbare Nervosität zu mindern. Wir reden über die Ereignisse in der ungarischen Botschaft und spekulieren darüber, wie wohl die Entwicklung weitergehen werde. Bald aber ist die »Schleuse« erreicht, unser

Gespräch zu Ende. Aus meinem Bett werde ich auf eine sterile Unterlage gehievt. Die Anästhesistin gibt mir bald zwei Spritzen, und mit der Hoffnung, der Aufwand werde sich lohnen, der Tumor entfernt und ich Sieger über ihn, lasse ich die Narkose Besitz von mir, vor allem von meinem Willen, ergreifen.

Danach

Aufwachen auf der Intensivstation. Hektische Betriebsamkeit um mich herum. Personal in grüner Kleidung, neben mir eine Person noch in Narkose. Oder schon wieder eingeschlafen. Ich beginne mich zu orientieren. Die Operation ist offenkundig beendet, und ich bin wieder bei Bewusstsein. Ich kann mich erinnern, was zu der Operation geführt hat. Nun muss ich mich weiter testen. Zuerst bemerke ich meinen trockenen Mund, irgendwie schmecke ich Medizin, Narkosemittel. Ich stammle Worte vor mich hin. Beruhigend, das Sprachvermögen ist auch noch vorhanden. Die rechte Hand ist gut beweglich, die linke indes nur äußerst schwer. Identischer Befund bei den Füßen: Der rechte okay, der linke etwas gelähmt. Ich erschrecke und schlafe vor Erschöpfung wieder ein.

Als ich erneut aufwache, erkenne ich Prof. Grubel mit OP-Pflegern neben mir. Er begrüßt mich und prüft, welche Funktionen des Körpers intakt sind und welche nicht. Dann teilt er mir mit, die Operation sei gut verlaufen. Enttäuscht sei er jedoch, weil er nicht den ganzen Tumor habe entfernen können. Er habe den sicheren Weg wählen müssen, um keine bleibenden Lähmungen zu riskieren. Die während der Operation durchgeführte Schnellhistologie habe aber ergeben, dass es sich um einen Tumor handele, der auf Bestrahlung reagieren werde. Deshalb habe er sich erst recht für ein behutsames Operieren entschieden.

Für einen kurzen Moment erschrak ich, doch dann dankte ich ihm spontan. Immerhin hatte er einen großen Teil des Tumors entfernt und ich einen ersten Teilerfolg in meinem Kampf gegen den Tumor und gegen die Aussage des Stader Neurologen sowie des Professors aus Hamburg errungen. Hoffnung hatte ich, zumindest noch einige Jahre weiterleben zu können. Es bestand also Anlass zur Zuversicht. Gaby hatte mich auf der Intensivstation besucht. Sie war, wie sie mir später erzählte, äußerst beunruhigt. Denn einige Werte waren noch nicht im Normbereich. Dementsprechend mit Sorgen beladen fuhr sie wieder zurück nach Stade. Ich hatte von alledem nichts mitbekommen; ich war noch zu schwach, wohl auch mit Medikamenten ruhig gestellt.

Wieder zurück in meinem Zimmer, bekam ich am nächsten Tag wieder Besuch von Gaby. Sie berichtete mir, dass am Tage meiner Operation die Grenzen gen Osten und die Berliner Mauer gefallen seien. Eine neue Epoche hatte in Europa begonnen. Ich ärgerte mich etwas, dass ich dieses historische Ereignis nicht live hatte miterleben können. Wie sehr und oft hatte die Teilung Deutschlands mich schon als Schüler, aber auch zu Studienzeiten in Göttingen, nahe der Grenze zur DDR, beeindruckt und bedrückt! Noch am Sonntag, dem 6. Mai 1984, dem Tag vor der ersten Klausur im Ersten Juristischen Staatsexamen, waren wir in der Feldmark nahe Göttingen am längsten deutschen Zaun entlang spazieren gegangen. Den Klang der Kirchenglocken des mit einem weiteren Grenzzaun in Sichtweite eingeschlossenen Dorfes jenseits der Grenze tönt mir noch heute in den Ohren. Mein Mitleid mit den um ihre Freiheits- und sonstigen demokratischen Rechte beraubten Bürgern der ehemaligen sowjetischen Besatzungszone war damals wie heute sehr groß und nicht zu beschreiben. Diese Verbrechen an der Menschheit waren nun seit dem Tag meiner Operation endgültig Vergangenheit!? Ich freundete mich mit diesem Gedanken schnell an.

Dasselbe galt für den Teilerfolg der Operation, über die sich auch der Professor erfreut zeigte. Er erschien in meinem Zimmer, als Gaby noch anwesend war und erklärte uns beiden, wie zuvor schon mir auf der Intensivstation, Verlauf und Konsequenzen der Operation. Kurz nachdem er gegangen war, verließ auch Gaby das Zimmer. Sie musste zurück nach Stade zu den Kindern. Der Besuch hatte mich sehr angestrengt, aber ich war glücklich, Gaby wieder gesehen und vor allem wieder erkannt zu haben. Es sind ja auch Komplikationen während der Operation denkbar, welche die für die Erinnerung zuständigen Areale des Gehirns unwiderruflich zerstören.

Am nächsten Morgen fühlte ich mich schon deutlich besser, ließ mir die Tageszeitung bringen und überzeugte mich von der historischen Dimension der Grenzöffnung.

In diese gute Laune platzte ein etwa achtundzwanzigjähriger Mann im weißen Kittel, stellte sich ans Fußende meines Bettes, stützte beide Arme auf das metallene Rahmengestell und sagte zu mir sinngemäß: »Schade, hat sich ja nicht gelohnt, die OP, hatte ich ja schon vorher vermutet!« Das verschlug mir die Sprache, was wahrlich nicht oft vorkommt. Nachdem ich die Fassung einigermaßen wiedergewonnen hatte, fragte ich, was das bedeuten solle. Er antwortete, da nur ein Teil des Tumors entfernt worden sei, hätte ich im Grunde genommen nichts gewonnen. Der Resttumor werde weiter wachsen, und die Prognose, dass ich bald sterben müsse, habe sich nur unwesentlich geändert. Danach verabschiedete sich dieser Mensch.

Er war wohl einer aus der sicher seltenen, aber gelegentlich doch vorkommenden Spezies der Assistenzärzte, die schon mit Zuweisung des Medizin-Studienplatzes die Nase höher tragen und denen Arroganz das schwache Rückgrat und den schwachen Geist vermeintlich stärkt. Vom Eid des Hippokrates haben sie offenbar noch nie etwas gehört, geschweige denn ihn geleistet. Sich auch noch nie Gedanken gemacht, ob der Kategorische Imperativ des Philosophen Immanuel Kant – »Handle so, dass die Maxime deines Handelns jederzeit zugleich als Prinzip einer allgemeinen Gesetzgebung gelten könnte!« – auch entsprechend auf Mediziner übertragbar ist, etwa so: »Handle als Arzt stets so, dass du ein menschliches Vorbild für andere, ausschließlich am Wohlergehen des Patienten orientiert, bist!« Entsetzt und verärgert, aber gleichzeitig erneut bestärkt in meinem Willen, den Tumor zu besiegen, strich ich die Aussage des jungen Arztes weitestgehend aus meinem Gedächtnis. Nun gab es immerhin schon drei Ärzte, gegen deren Prognosen ich kämpfen wollte und musste!

Aufwärts

Die nächsten Tage des stationären Aufenthalts waren gekennzeichnet von meinem Bemühen, schnellstmöglich wieder mobil zu werden, um den Anforderungen des Alltags erfolgreich begegnen zu können.

Ich musste zunächst meine linke Hand wieder mobilisieren. Ungewohnt und lästig war es, dass mir das Brötchen beim Schmieren aus der Hand fiel, weil mir die Kraft fehlte, es festzuhalten. Besonders unangenehm war mir das, wenn dabei die Hand mit Honig, Marmelade oder Butter verschmiert wurde. Eine Schwester musste mir dann beim Säubern behilflich sein. Aber ich wollte und musste diesen Zustand schnellstmöglich hinter mich bringen. Damit einher ging die zunehmende Mobilisierung meines linken Beines. Mit Hilfe von Unterarmgehstützen konnte ich schon am zweiten Tag nach der Operation ins Bad gehen. Nur auf das Duschen musste ich noch verzichten. Mein unmittelbar vor der Operation kahl geschorener Kopf trug ringsherum einen Verband, ein gewöhnungsbedürftiger Anblick, vor allem für Hinnerk und Lennart. Aber all meine Angehörigen konnten – zumindest nach außen hin – mit meinem Zustand recht gut umgehen.

Der Tag, an dem ich sie erstmals an Gehstützen die Treppe hinab bis zum Ausgang begleiten konnte, stimmte uns zuversichtlich. Ich blieb im Klinikeingang stehen, bis ich sie im davon fahrenden Wagen nicht mehr sehen konnte. Auf dem Rückweg zur Station kam mir Prof. Grubel entgegen, als ich die Treppe hochging. Seinem Gesichtsausdruck und Worten entnahm ich ehrliche Freude. Wir unterhielten uns kurz, und er ermunterte mich mit einem »Weiter so!«. Zurück auf dem Zimmer, ließ ich mich erschöpft ins Bett fallen.

Nicht zum ersten Mal seit dem Erwachen aus der Narkose dachte ich darüber nach, dass mein Leben eigentlich von neuem begonnen hatte. Dabei fielen mir die Worte ein, die meine 1779 geborene, aus Tavistock in Großbritannien stammende Ur-Urgroßmutter in ein Stück Leinen gestickt hatte:

Early on each returning morn
I´ll seek my god in prayer.
That his preventing grace
May warn my footsteps from each snare.
Tavistock, 20.8.1814

Ich hatte wirklich hinreichend Anlass, jeden Morgen aufs Neue dankbar zu sein, dass ich das Tageslicht erblicken durfte. Das wurde mir erst jetzt bewusst. Gemeinhin nimmt man das morgendliche Aufwachen als Selbstverständlichkeit hin, was es aber bei realistischer Betrachtung nicht ist.

Zudem beschäftigte ich mich damit, meine Vergangenheit, mein bisheriges Leben zu überdenken, und hinterfragte, ob ich vielleicht gewisse Lebenssachverhalte anders gewichten sollte oder gar musste. Ich war überzeugt, dass Senecas Worte, man solle mit dem Leben beginnen, bevor man stirbt, richtig und wichtig für jeden von uns sind. Macht es denn Sinn, sich von frühmorgens bis spätabends zu verausgaben, auf Familienleben und Freizeitaktivitäten zu verzichten und sich damit zu vertrösten, im Renten- oder Pensionsalter könne man noch, wolle man noch, werde man ganz sicher noch ...? Abgesehen davon, dass niemand von uns weiß, ob er dieses Alter erreicht, gleich ob es bei fünfundsechzig, siebenundsechzig oder mehr Jahren liegen wird, ist in mir die Überzeugung entstanden, jetzt, hier und heute, leben zu müssen. »Carpe diem!« Dieser Sinnspruch des Horaz (Oden I,11) kann zutreffend als Krönung epikuräischer Weisheit bezeichnet werden. Abgeleitet von den Ausführungen des griechischen Philosophen Epikur, eines Lehrers verfeinerter Kunst sinnlichen Lebensgenusses, rief Horaz mit diesen prägnanten Worten dazu auf, den Tag (die Gelegenheit, die Zeit) nicht ungenützt verstreichen zu lassen. Dieses Lebensmotto habe ich, bedingt durch meine Krankheit, verinnerlicht und ich bemühe mich, es zu verwirklichen, soweit es möglich ist.

Seneca stellt zutreffend fest, es sei nicht wenig Zeit, die wir haben, sondern zu viel Zeit, die wir nicht nutzen. Ob nun jeder sein Leben daran orientieren und es ändern kann und will, hängt von den verschiedensten Faktoren ab. Jedenfalls aber sollte jeder über seine Art zu leben nachdenken. Gerade die Leser, die gegen eine Krebserkrankung ankämpfen, möchte ich ermutigen und dazu aufrufen, sich diese Gedanken zu machen, möglichst gemeinsam mit ihren Angehörigen oder nahe stehenden Personen, vielleicht auch mit einem Psychotherapeuten. Dieser kann unter Umständen auf dem Wege einer Rückführung feststellen, worin mögliche Ursachen für die Entstehung der Krebserkrankung liegen können – vielleicht in unbewusst adaptierten, ungesunden

Lebens- und Verhaltensmustern, sei es im privaten, sei es im beruflichen Bereich. Aus der Auflösung bzw. Entkopplung dieser Umstände kann die Fähigkeit, das Leben oder Teilaspekte davon neu zu gestalten, erwachsen. Damit wäre ein wichtiger Schritt in Richtung Senecas Lebensphilosophie getan, mit der Folge positiver Auswirkung auf die Psyche. Hiermit einhergehen wird in aller Regel eine günstige Beeinflussung des Immunsystems, welches wiederum für die Frage, ob der Krebs besiegt werden kann, von entscheidender Bedeutung ist.

Mein zweites Leben

Mit genau dieser veränderten Einstellung verließ ich das UKE. Mir war klar geworden, dass ich mein bisheriges Leben überdenken würde und nach Fehlern und Schwächen würde suchen müssen. Vor allem aber wusste ich, dass ich ab sofort andere Schwerpunkte setzen, die Gewichtung einzelner Lebenssachverhalte in der bisherigen Bedeutung für mich kritisch hinterfragen musste. Mein zweites Leben, geschenkt durch Prof. Grubel, konnte beginnen.

Natürlich musste ich meinen dienstlichen Verpflichtungen nach wie vor nachkommen, wollte aber auch nach mehr Freizeit streben und diese sinnvoll nutzen, vor allem für meine Familie. In dem neuen, mir jetzt bevorstehenden Leben sollten jedenfalls noch mehr Reisen als bisher stattfinden. Mein Traumziel Südafrika zählte dazu. Gleichzeitig wollte ich mich aber auch im sozialen Bereich engagieren.

Bestrahlung

Prof. Grubel und ich waren übereingekommen, dass ich mich der Strahlentherapie nicht im UKE, sondern in einem wohnortnahen Krankenhaus mit radiologischer Abteilung unterziehen sollte. Denn es sprach vieles dafür, dass der diagnostizierte und verbliebene Resttumor, ein Oligodendrogliom II. Grades, strahlenempfindlich reagieren würde. Zu dieser Zeit ereignete sich im UKE der so genannte Hamburger Strahlenskandal. Mehrere Krebspatienten kamen nach meiner Erinnerung aufgrund zu hoher Strahlendosen zu Schaden, wenn nicht gar zu Tode – die Presse berichtete darüber, auch über das Strafverfahren, das zur Zeit gegen den verantwortlichen Arzt läuft. Möglicherweise hatte Prof. Grubel dies geahnt und mich davor bewahrt!

Gaby und ich suchten alsbald die Klinik auf, wo uns eine Ärztin die Strahlungsplanung erläuterte. Da ich auf diesem Gebiet noch völliger Laie war, willigte ich in ihr Vorhaben zwangsläufig ein, auch in die stationäre Behandlung. Am 27. November 1989 erfolgte die Aufnahme. Ich kam auf eine Station, auf der fast ausschließlich Krebspatienten lagen, denen man ihr Leiden, ihre Resignation und ihr Gefühl, den Ärzten ausgeliefert zu sein, ansah und es auch spürte. Der medizinisch bedeutsame Teil des Kliniktags bestand darin, dass ich bestrahlt wurde – es mögen jeweils etwa fünfzehn Minuten gewesen sein. Den Rest des Tages verbrachte ich im

Wesentlichen damit, sein Ende herbeizusehnen. Ich überstand dies drei Tage lang. Deprimierend die Visiten: Ärzte und Schwestern machten kurz am Fußende meines Bettes Halt und fragten, wie es mir gehe. Ich sagte nur, dass ich die Bestrahlung ohne spürbare Probleme vertrage. Das rief bei dem Personal kaum Reaktionen hervor. Ein Todgeweihter unter vielen eben, so jedenfalls mein Eindruck ... Was sollten sie auch schon sagen!

Am kommenden Tag, es war der 30. November 1989, verließ ich das Krankenhaus auf eigenen Wunsch. Stattdessen arbeitete ich in den folgenden dreieinhalb Wochen schon vormittags im Gericht, fuhr mit dem Taxi um dreizehn Uhr zur Bestrahlung und von dort nach Hause, wo ich nach dem Mittagessen schlief, um mich zu erholen. Danach verbrachte ich die Zeit bei meiner Familie.

Ich frage mich, weshalb in Fällen wie meinem ein stationärer Aufenthalt zwecks Bestrahlung erfolgt bzw. befürwortet wird, wenngleich die Behandlung ambulant möglich ist. Jeder behandelnde, verantwortliche Arzt hätte die Chance, die Lebensqualität des Patienten – und sei es auch nur für wenige Wochen oder Monate – beträchtlich zu verbessern, wenn er ihn im familiären Umfeld beließe. Dadurch könnten auch noch finanzielle Belastungen von den Krankenkassen abgewendet werden ... Hiermit im Konflikt stehen natürlich die wirtschaftlichen Interessen des/r Klinikbetreiber/s.

Neubeginn

Nach Beendigung der Strahlenbehandlung stand für mich der richtige Neubeginn bevor. Ich begann damit, die mir in Form des nicht operablen Gehirntumorteils verbliebene Krankheit weitestgehend aus dem vor allem für meine Familie sichtbaren Alltagsgeschehen zu verbannen. Dieses Vorhaben war jedoch einfacher gedacht als realisiert: In Abständen von zunächst drei Monaten standen MRT-Kontrollaufnahmen an. Jede konnte das Ergebnis »Progress« oder »Rezidiv« haben. Deshalb wurde ich innerlich immer unruhiger, je näher der jeweilige Untersuchungstag kam. Dies galt vor allem für die erste Untersuchung am 16. Februar 1990. Die Angst vor dem Ergebnis wurde mit mir in die schmale Röhre des Tomografen geschoben. Sie blieb unverändert und unbeeinflusst vom Hämmern und Klopfen, das – mal schnell, mal langsam, dann wieder mal leise, mal laut – half, die scheibchenweisen Aufnahmen von meinem Schädel samt Gehirn, horizontal und vertikal, zu liefern. Zwischen den Aufnahmesequenzen gab es jeweils Pausen. Ich hatte die Röntgenassistentin gebeten, in diesen Phasen, wenn der Tomograf schwieg, mit mir zu sprechen; auch Belangloses war mir recht. Hauptsache, ich wusste definitiv, dass dort jemand war, der mich aus der Röhre befreien würde, wenn meine Platzangst Oberhand gewinnen würde. So vergingen die etwa dreißig Minuten schneller, als ich ursprünglich gedacht hatte. Mehrere Gebete, Gott möge mir die Kraft geben, den begonnenen Kampf zu gewinnen, vor allem meinen Angehörigen zuliebe, hatte ich in dieser Zeit lautlos gesprochen. Das Ergebnis war dann auch erfreulich: Kein Rezidiv erkennbar, eher eine Abnahme des Ödems. Vielleicht war das ein Erfolg der Strahlentherapie?

Auch die nächste Kontrolluntersuchung im Mai 1990 verlief erfreulich. Dasselbe gilt für die Untersuchung im Dezember 1990. Deren Ergebnis fasste Prof. Grubel, bei dem ich mich zur Nachschau vorgestellt hatte, wie folgt zusammen:

»Die Kontrolle .... zeigt, dass der Resttumor seit der Operation sicher nicht größer geworden ist. Wenn man überhaupt eine Veränderung konstatieren will, dann könnte man vielleicht einen leichten Regress verzeichnen ...«

Zudem befürwortete Prof. Grubel die Wiederholung der Kontrolluntersuchung nunmehr erst nach Ablauf eines halben Jahres. Ich wertete die Verlängerung des Abstands zwischen den Kontrolluntersuchungen von drei auf sechs Monate als gutes Zeichen. Denn Prof. Grubel hätte sich bestimmt nicht so entschieden, wenn begründeter Anlass zur Annahme bestanden hätte, der Tumor könnte weiterwachsen.

Ein frohes Weihnachtfest war damit für meine Familie gewährleistet. Sollte ich tatsächlich auf dem richtigen Weg sein? Nicht auszudenken, wie es hätte weitergehen müssen, wenn das Ergebnis gegenteilig ausgesehen hätte ...

In den Folgejahren konstatierten die Radiologen nach den Kontrollaufnahmen regelmäßig, dass keine Progredienz des Resttumors zu verzeichnen sei, so auch am 22. Oktober 1991:

»*Im Vergleich zur Voruntersuchung vom 14.6.91 keine erkennbare Befundänderung. Resttumor und Ödem stellen sich in unveränderter Ausdehnung dar. Unverändert auch die übrigen mit abgebildeten Hirnanteile ...*

Kein Hinweis auf Progredienz ....

Ich fühlte mich folgerichtig immer sicherer. Daraus resultiert auch unser Beschluss vom Sommer 1991, ein Haus zu bauen. Ziemlich nervös ging ich am 7. April 1992 – wir planten den Einzug ins neue Haus für den Sommer – zur nächsten Kontrolluntersuchung. Doch nach dem, was der Arzt zu Papier brachte, konnte ich auf- und durchatmen:

»*Die Kernspintomografie ... zeigt im Vergleich zu den Voruntersuchungen von 6/91 und 10/91 überhaupt keine Änderung. Unverändert der Resttumor und das perifokale Ödem ... ohne raumfordernden Defekt ...*

Im Sommer 1992 zogen wir ein. Mit diesem besonderen Ereignis zog ich psychisch fast schon einen Schlussstrich unter das Thema Tumor-OP und deren Folgen. Ich habe die Überzeugung gewonnen, dass es bei einer Krebserkrankung wichtig ist, sich *Ziele* zu setzen, die man unbedingt erreichen will. Derartige Erfahrungen werden Sie vielleicht auch schon gemacht haben. Wenn nicht, dann möchte ich Sie ermutigen, Vergleichbares auszuprobieren, zum Beispiel Unternehmungen zu planen, deren Realisierung Zeit und Energie beansprucht, vor allem aber positive Gefühle vermittelt. Meine Psyche jedenfalls war während der Zeit des Hausbaus durchaus stabil, ich freute mich über jeden auch noch so kleinen Baufortschritt. Dennoch musste ich wachsam bleiben und ging ein halbes Jahr später erneut zur Kontrolle. Genauer gesagt: nach Weihnachten. Für den Fall, dass eine schlechte Nachricht bevorstehen sollte, wollte ich erst noch die Festtage unbeschwert mit meiner Familie im neuen Haus verbringen. Doch das Ergebnis vom 29. Dezember 1992 war beruhigend und deutete auf einen stabilen Zustand hin:

»Im Vergleich zur Voruntersuchung vom 7. April 1992 keine Befundänderung. Z. Zt. kein Hinweis auf Progredienz des bekannten Resttumors.«

Anlässlich eines Verkehrsunfalls auf dem Weg zur Weihnachtsfeier des Gerichts dann am 17. Dezember 1993 eine erneute Untersuchung und ein zufrieden stellender Befund:

»Kein Hinweis auf Progredienz bzw. Rezidivs des bekannten Oligodendroglioms ...«

Gleich lautend das Ergebnis der Untersuchung vom 17. November 1994. Nun waren schon mehr als fünf Jahre seit der Operation vergangen, und ich lebte immer noch!

Mit unserem Hausbau hing auch der Bau eines Carports zusammen. Diesen errichtete ich mit Hilfe eines Nachbarn in Eigenregie nachträglich. Ich führte Handlangertätigkeiten aus, während alles Wesentliche in Händen des Nachbarn lag, so auch das korrekte Zuschneiden der Hölzer. Er benutzte dazu eine Handkreissäge. Wir arbeiteten oft bis in die Dunkelheit hinein. Als ich eines Abends noch ein etwa zweieinhalb Meter langes Vierkantholz zum Carport trug, übersah ich das Stromkabel, stolperte und fiel – das Holz dummerweise mit den Händen festhaltend – auf beide Ellenbogen. Ich spürte einen stechenden Schmerz in der linken Schulter, maß dem aber keine große Bedeutung bei. Als der Schmerz jedoch entgegen meiner Hoffnung wochenlang anhielt, ließ ich die Schulter durch eine MRT-Aufnahme kontrollieren. Das Ergebnis: Anriss der Supraspinatussehne. Der von mir konsultierte Chirurg erklärte mir, die Erfolgsaussichten einer Operation seien etwa siebzig Prozent, aber die Schulter müsse sechs Wochen lang völlig ruhig gestellt werden. Danach könne über sechs Wochen hinweg passive Mobilisation betrieben werden. Im Übrigen, so sagte er mir ins Gesicht, lohne sich die Operation angesichts meiner Vorerkrankung ohnehin nicht mehr. Mit anderen Worten: Da ich ohnehin nicht mehr lange leben würde, sollte ich mir den Aufwand der Operation lieber ersparen.

Ich ließ ihn stehen, diesen Mann, wo er war, und ging. Bis heute habe ich mich nicht an der Schulter operieren lassen. Die gelegentlichen Schmerzen sind noch immer da, ich arrangiere mich mit ihnen, ebenso wie mit meinem Tinnitus im rechten Ohr.

Reisen

Im April 1995 fuhr ich nach Rotterdam, um am dortigen Jahrestreffen der Round Tabler aus den Niederlanden teilzunehmen. Round Table (Runder Tisch) ist eine parteipolitisch und konfessionell neutrale, weltweit tätige Vereinigung junger Männer im Alter von achtzehn bis vierzig Jahren, wobei Idee und Organisationsform ihren Ursprung in der Tradition des englischen Clublebens haben. Aus einer Rede des Duke of Windsor stammt das Motto »Adopt, Adapt, Improve«. Diese Möglichkeit, und das faszinierte mich, hatte ich sowohl vor Ort als auch weltweit.Zu den zahlreichen internationalen Gästen zählten auch zwei Round Tabler aus Burgdorf/Schweiz, Hubert und Kurtli. Dieses Treffen war für mich für die Zukunft bedeutsam. Wir besuchen uns heute – neun Jahre später – noch gelegentlich. Gegen Ende der drei Tage in Rotterdam beschlossen wir, uns vier Wochen später in Chester beim WOCO, dem World Council aller Service-Clubs, wieder zu treffen. Dort beeindruckte uns neben der typisch britischen Atmosphäre in dieser mit Fachwerkbauten übersäten Stadt das Zusammentreffen mit Gleichgesinnten aus verschiedensten Kulturkreisen zwischen Island und Indien, Südafrika und Neuseeland.

Da mein Gesundheitszustand weiterhin stabil war, entschlossen wir uns, wenige Wochen später die Reise nach

Kanada und Alaska im Sommer 1995 zu realisieren. Am 26. Juni flogen wir von Hamburg über Frankfurt nach Vancouver in Kanadas Westen. Eine Übernachtung im Hotel, am nächsten Morgen übernahmen wir unser Wohnmobil und erkundeten die Stadt, teils zu Fuß. Nach einem Abstecher in den US-Bundesstaat Washington setzten wir mit der Fähre nach Vancouver Island über. In Victoria, der Hauptstadt British Columbias, blieben wir einen Tag, reisten dann auf Vancouver Island gen Norden. Von Port Hardy fuhren wir am 4. Juli mit der Fähre durch die Inside Passage weiter nordwärts nach Prince Rupert.

Am nächsten Morgen müssen wir früh los. Die längste Land-Etappe liegt vor uns: Am Bear-Glacier vorbei kommen wir bis nach Hyder, das als »The friendliest ghost town in Alaska« (die freundlichste Geisterstadt Alaskas) bezeichnet wird. Von hier aus westwärts in die Rocky Mountains. In Moricetown sehen wir Indianer beim traditionellen Fischfang: Mit langen, hakenbewehrten Stangen gelingt es ihnen, einen Fisch nach dem anderen aus dem Wasser zu holen. In den nächsten Tagen überwältigt uns die Natur. Meistens finden wir abends Campgrounds an warmen, zum Baden einladenden Seen. Welche Ruhe und Idylle überall! Vergessen sind mein Resttumor und alle damit zusammenhängenden Sorgen. Die Schönheit der Natur ist so überwältigend, dass ich während des gesamten Urlaubs nicht ein einziges Mal an die latente Gefahr eines etwaigen Progresses denke. Ich lebe, bevor der Tod sich spürbar anschickt, bestimmend von meinem Körper Besitz zu ergreifen.

Über Jasper/Alberta kommen wir zum Maligne Canyon, den wir erwandern. Abends bleiben wir am Maligne Lake, dem größten See der kanadischen Rockies. Wir erleben eine erfolglose Angeltour mit schwachem Motorboot bei an diesem Tag eisigem Wind. Auf dem Icefield-Parkway, der uns auf über zweitausend Meter Höhe führt, begegnen wir Schwarzbären. Bedrückend, in welchem Maße sich auch hier die Klimaveränderung bemerkbar macht: Die Gletscher ziehen sich deutlich zurück. In Yoho beeindruckend: Auf der Fahrt durch zwei Spiraltunnel überwindet die Canadian Pacific Railway den durch die Rockies bedingten Höhenunterschied auf dem Weg von Ost nach West! Hinnerk, Lennart und ich dürfen sogar einige Meter im Führerstand einer von drei Güterloks, die den Anfang eines langen Zuges bilden, mitfahren. Drei Herzen schlagen höher!

Noch viele schöne Stätten besuchen wir auf dem Weg westwärts. In Penticton campen wir direkt am Okanagan Lake. Das Frühstück am nächsten Morgen kann nicht draußen stattfinden, es ist schon zu warm. Schließlich erreichen wir Osoyoos, an einem großen See gelegen, bis zu dessen östlichem Seeufer sich Kanadas einzige Wüste erstreckt. Mit einem zum Boot umgebauten, auf leeren Fässern schwimmenden, nicht genau definierbaren Gefährt fahren wir über den See. Unsere Kinder genießen das Baden.

Am 22. Juli erreichen wir wieder Vancouver. Wir besuchen die »Science World«, schlendern durch »Gastown« und kaufen preiswert ein. Das letzte Highlight: Der Gang über die »Capilano Suspension Bridge«: Eine stets wackelnde Hängebrücke über eine tiefe Schlucht vor den Toren Vancouvers. Am 24. Juli geben wir unser Wohnmobil ab und fliegen zurück. Über Grönland geht die Sonne unter. Bald gibt es Turbulenzen. In der an Bord verteilten Zeitung wird über den Absturz einer Maschine der Lauda Air berichtet, vom selben Typ wie die Maschine, in der wir gerade sitzen ...

Wir kamen wohlbehalten wieder in Deutschland an. Eines meiner nach der Tumoroperation gesteckten Ziele, ein Urlaub in Kanada, war Wirklichkeit geworden. Ohne die aus meiner Krankheit gewonnene Erfahrung, jetzt, hier und heute leben zu wollen und zu müssen, hätten wir den Urlaub sicher nicht zu diesem Zeitpunkt angetreten, sondern noch ins Haus investiert. Eine positive Folge der Tumorerkrankung. Ich habe überhaupt gelernt, positiver, lebensbejahender zu denken und zu leben. Ich könnte tagtäglich über meine Krankheit jammern, tue dies aber nicht, sondern bemühe mich, jeder Situation das Positive abzugewinnen. Stattdessen amüsiere ich mich insgeheim, wenn andere ständig über »Wehwehchen« und »Zipperlein« klagen. Nicht, dass ich jemandem das Recht absprechen wollte, über Schmerzen zum Beispiel im kleinen Zeh zu sprechen. Nur derjenige, der ständig über gesundheitliche Probleme auch geringfügiger Art klagt, ohne gleichzeitig die unstreitig möglichen, effizienten Maßnahmen einzuleiten, stößt bei mir auf Unverständnis.

Nach dem Urlaub hatte mich schnell der Alltag wieder, unvermeidlich. Die für November vorgesehene nächste Untersuchung verschob ich auf die Zeit nach Weihnachten. Der Befund der Kontrolluntersuchung vom 10. Januar 1996 stimmte mich auf den ersten Blick allerdings nicht ganz zufrieden:

»Diskrete Größen- und Formabweichung des liquorisierten Substanzdefektes .... sowie des angrenzenden Ödems. Dies ist partiell durch nicht ganz identische Schnittführung bedingt, möglicherweise handelt es sich auch um posttherapeutische Effekte. Direkte oder indirekte Hinweise auf ein Rezidiv bzw. Progress des bekannten Resttumors ergeben sich nicht.«

Jedenfalls der letzte Satz des Befunds beruhigte mich, zumal ich mich physisch wie psychisch bestens fühlte. Am 20. Februar 1998 formulierte der Arzt das Ergebnis der Untersuchung wie folgt: *»Kein rezidivverdächtiger Befund.«*

Die nächste Kontrolluntersuchung am 12. Mai 1999 – ich hatte zunächst noch meinen Geburtstag gefeiert, ohne zuvor ein möglicherweise schlechtes Ergebnis gehört zu haben – ergab folgende Feststellung:

»Im Vergleich zu den Voruntersuchungen, zuletzt vom 19.02.1998, keine Befundänderung ... Kein Anhalt für ein Tumorrezidiv. Normales Ventrikel-System ...

Status idem im Vergleich zur Voruntersuchung.«

Herausforderungen

Mit dem sich normalisierenden Alltag einher gingen zum einen Überlegungen, was ich weiter gegen den Resttumor unternehmen könnte. Zum anderen aber beschäftigte mich die Frage, in welcher Form ich mich in sozialer Hinsicht würde engagieren können; und würde es mein Gesundheitszustand mir erlauben, mein zweites Traum-Urlaubsziel, Afrika, mit meiner Familie zu bereisen? Das »Carpe diem!« hatte ich bei allen Überlegungen stets im Hinterkopf.

Mit der Erkenntnis, dass die Masse der Menschheit sich überwiegend nur um eigene Belange kümmert und die zu meiner Überzeugung jedem innewohnende Verpflichtung, sich auch für Mitmenschen im Rahmen des Möglichen und Vertretbaren zu engagieren, ignoriert, verstand ich fortan meine Zugehörigkeit zu Round Table Stade als Chance, in dieser Richtung tätig zu werden.

Die Beteiligung am alljährlichen Punschstand am Stader Pferdemarkt im Advent (der Erlös aus dem Verkauf von Punsch, Schmalzbrot und Kuchen kommt Familien in Not zugute) zählte ebenso dazu wie die Versorgung städtischer Obdachlosenunterkünfte mit Heiz- oder/und Kochmöglichkeiten dank eines zum Round Table gehörenden örtlichen Heizungs- und Elektroinstallateurs. Nicht unerwähnt lassen möchte ich dabei den Einsatz für den todgeweihten

Zehnjährigen, der sich sehnlichst einen Fußball mit den Autogrammen der Fußballer von Borussia Dortmund wünschte, oder die Fahrt mit zwei fast blinden Kindern in den Zoo von Münster, um ihren Wunsch, Delfine anfassen zu können, zu erfüllen. Hierdurch konnten all die, die sich beteiligten, wertvolle, teils aber auch negative Erfahrungen machen.

Besonders negativ war für mich die Erkenntnis, dass erwachsene, gestandene Menschen die Obdachlosenthematik verdrängten und es gleichsam als selbstverständlich ablehnten, eine solche Unterkunft, die von der Stadt und der Erkennbarkeit beispielsweise durch Touristen weit entfernt angesiedelt ist, überhaupt zu betreten. Auch sie hätten dann von der zuständigen Sozialarbeiterin hören können, dass diese Unterkünfte für die Bewohner – unabhängig von dem Schicksal, das sie dort hingebracht hat – regelmäßig Endstation sind. Mit anderen Worten: Den Aufenthalt in einer solchen Unterkunft beendet im Normalfall der Tod.

Um wie viel besser aussehen könnte unser aller nächste Umgebung, wenn das Gespür für die Notlagen der Nachbarn und die Bereitschaft zum sozialen Engagement vorhanden wären!

Afrika, trotz Tumor

International engagieren konnte ich mich dadurch, dass ich die Bitte von Round Tablern aus Gaborone, der Hauptstadt von Botswana, aufgriff. Sie benötigten Hilfe beim Aufbau eines Krankenhauses. Ich telefonierte mit dem Präsidenten von RT 26 Gaborone, Gary Ellis. Man benötige im Prinzip alles, teilte er mir mit. Betten, Kanülen, Gehhilfen. Mir gelang es, den Stader Tisch und, da ich Präsident des Distrikts III von RT Deutschland war, auch die anderen Tische zwischen Stade, Aurich, Lingen, Osnabrück und Bremen zu einer gemeinsamen Hilfsaktion zu bewegen, wofür ich ihnen noch heute danke. Insgesamt vier Vierzig-Fuß-Container mit Hilfsgütern gingen auf die Reise. Ein gewichtiger Einwand wurde mir an meinem Tisch entgegengehalten: Ich wisse ja nicht einmal, ob die Güter benötigt würden und auch tatsächlich ankämen. Dem setzte ich mein Vertrauen in Gary Ellis entgegen.

Dennoch entschloss ich mich, dem ersten verschickten Container hinterherzufliegen. Hamburg-Brüssel-Johannesburg am 24. Juli 1998. Dort holten Tabler aus Gaborone mich ab. Wir legten die letzten Kilometer in fünf Stunden mit dem Kleinbus und ausreichender Versorgung mit Getränken zurück. Ich wohnte eine Woche bei Gary und seiner Familie. Empfangen wurde ich von allen Gaboroner Tablern mit ihren Familien. Ein großes Grillfest im Kalahari Flying

Club war vorbereitet! Zunächst überwältigten mich die Gastfreundschaft und Herzlichkeit, die saftigen Steaks und das erfrischende Bier, nach etwa drei Stunden dann aber die Müdigkeit. Gary fuhr mich zu seinem Haus. Er werde mich am nächsten Morgen um zehn Uhr abholen, zuvor noch einige Baustellen abfahren und seine Arbeiter bezahlen. Ich hörte nur noch, dass eine seiner Haushaltshilfen mich rechtzeitig wecken werde ...

Nach meiner ersten Nacht in Afrika ließen Worte in englischer Sprache mich langsam aufwachen. Garys Haushaltshilfe brachte mir einen großen Becher Tee ins Zimmer. Eine willkommene Annehmlichkeit. Ich spürte noch die Folgen der langen Reise am Tag zuvor, beeilte mich aber, denn ich wollte pünktlich sein. Um zehn Uhr stand ich an Garys Hofeinfahrt und genoss die wärmende Sonne Afrikas. Auf dem gegenüberliegenden Schulgelände spielten fröhliche Kinder in Schuluniformen. Ich warf einen Ball, der über den Zaun geflogen war, zurück und war erstaunt, wie herzlich die Kinder sich bei mir, einem Weißen, bedankten. Das fröhliche Wesen der Schulkinder, die oft mehr als zehn Kilometer, teils barfuß, zur Schule gehen und den Insassen der entgegenkommenden Autos zuwinkten, fiel mir in den nächsten Tagen immer wieder auf.

Die Zeit verstrich, von Gary weit und breit keine Spur. Darauf angesprochen, zuckte seine Haushaltshilfe nur freundlich mit den Schultern. Doch schließlich kam er. Ich bejahte seine Frage, ob ich ausgeruht sei, und fragte meinerseits, warum er zweieinhalb Stunden später gekommen sei als vereinbart. »Mein lieber Freund«, antwortete er sinngemäß, »du bist in Afrika. Das Einzige, was hier sicher ist, ist, dass auf jeden Montag ein Dienstag folgt. Alles andere ist ungewiss!« So überraschend seine Antwort für mich auch war, ich bemühte mich sogleich, diese Lebenseinstellung für die Dauer meines Aufenthalts in Botswana zu verinnerlichen. Es dauerte schließlich auch nicht lange, Land und Leute, ihre Lebensweisen und Eigenarten, weitestgehend frei von Hektik, und Eigenarten lieben zu lernen.

Gleich am ersten Tag nach meiner Ankunft wollte ich mir das Krankenhausgelände ansehen, so hatte ich es mit Gary tags zuvor besprochen. Zuerst fuhren wir jedoch zu dem am Rande der Hauptstadt gelegenen Clubhaus des Round Table. Es war ein schneeweiß gekalktes Haus, innen mit vielen Stühlen und Tischen sowie einer Bar ausgestattet. An den Wänden sowie an Leinen, die von Wand zu Wand gespannt waren, hingen Wimpel, Zeichen des Kontakts zu und mit anderen Tischen weltweit. An der Wand zum Durchgang zur Bar hingen mehrere Fotos; in der Mitte das Brustbild eines Mannes, etwa 30 x 45 Zentimeter, das mir sogleich ins Auge fiel. Dieser Mann musste etwas Besonderes sein. Ich fragte Gary, und er antwortete, das sei ihr ehemaliger Präsident: Ehemann und Vater von zwei Kindern, vor zwei Jahren an einem Gehirntumor gestorben!

Ich war entsetzt und erschrocken zugleich. Noch keinen ganzen Tag in Gaborone, und meine Krankheit wurde mir so drastisch ins Bewusstsein gerufen! Gary merkte mir meine plötzlich veränderte Gemütsverfassung an. Ich erzählte ihm von meinem Schicksal. Er nahm mich in den Arm und sagte zu mir in einem bestimmenden Ton: »Kämpfe gegen den Krebs und resigniere nicht.« Ihr ehemaliger Präsident habe nach der Diagnose resigniert, und es sei auch sehr schnell mit ihm zu Ende gegangen. Ich bemühte mich rasch, die Fassung wiederzuerlangen. Es war gut zu hören und half mir, dass Gary mich in dem bestärkte, was ich ohnehin vorhatte: den Gehirntumor zum Verlierer, mich zum Sieger werden zu lassen.

Etwa fünfunddreißig Kilometer fuhren wir nach Mochudi, dem Ort, in dem sich das Deborah Retief Memorial Hospital (DRMH) befindet. Es handelt sich um ein unter kirchlicher Leitung stehendes Krankenhaus, das keine staatliche Unterstützung erhält, also ausnahmslos auf Spenden angewiesen ist. Niederländische Ärzte leisten dort in gewissen Rhythmen abwechselnd Dienst. Ich sah mich in meinem Beschluss, dort zu helfen, bestärkt. Besonders schockierend war für mich, dass Patienten in Ermangelung einer ausreichenden Bettenzahl schlichtweg auf die Erde gelegt wurden, die dünnen und durchgelegenen Schaumstoffmatten vermochten die Härte des Betonbodens nur wenig zu lindern.

Schlagartig wurde mir deutlich, welche Chancen ich hatte, meine schwere Krankheit wenn nicht zu besiegen, so doch jedenfalls lange Jahre unter Kontrolle zu halten, wie es mir schon seit nahezu acht Jahren gelang. An welchen vergleichsweise geringfügigen Krankheiten starben die Kranken hier, sei es aufgrund unzureichender hygienischer Bedingungen, sei es aufgrund fehlender ärztlicher Versorgung, geschweige denn der nicht vorhandenen technischen Geräte! Und noch eines: Die Ärzte hier wollten helfen, konnten aber nicht. Mein Stader Neurologe und der Hamburger Professor hätten vielleicht – mit etwas mehr Sorgfalt und Zuwendung zum Patienten Mensch – helfen können, hatten es aber nicht getan! Zudem wurde mir bewusst, wie gut es mir doch ging. Ich konnte mir bei meiner Erkrankung selbst helfen und bekam Hilfe von Dritten. Ein an einem Hirntumor erkrankter

Patient in den Weiten Botswanas wäre seinem Schicksal in der Regel unwiderruflich ausgeliefert, womöglich ganz auf sich allein gestellt.

Finanzieller Bedarf bestand im DRMH auch für die Renovierung der Leichenhalle. Es musste eine bessere Kühlung eingebaut werden, damit eine menschenwürdige Bestattung ohne gleichzeitige Gefährdung anderer gewährleistet werden konnte. Denn aufgrund des großen Einzugsbereichs des DRMH dauert es oft Tage, bis die Hinterbliebenen vom Tod informiert werden und ihren Angehörigen abholen können. Aufgrund der Wärme droht die Verwesung einzusetzen, noch bevor der Verstorbene seinen Hinterbliebenen übergeben werden kann.

Ich fotografierte die Missstände, um sie später den Tablern in Deutschland zeigen und um Unterstützung werben zu können. Das Allerschlimmste aber erfuhren wir schnell: Der erste Container aus Stade war noch nicht angekommen! Gary und ich fuhren daher zum sandig-staubigen Container-Eisenbahnhof und begannen unsere Suche. Etwa tausend Container, bis auf vier Ebenen gestapelt, musterten wir unter der afrikanischen Mittagssonne auf ihre Herkunft. Da ich die Farbe des Containers noch in Erinnerung hatte, gestaltete sich die Suche aber nicht als sehr langwierig. Der Container war tatsächlich noch nicht da!

Unsere Nachforschungen ergaben, dass er versehentlich nach Harare, der Hauptstadt Simbabwes, transportiert worden war. Der Schock saß tief, denn es war nun völlig ungewiss, ob er jemals nach Botswana gelangen würde, oder ob womöglich Kriminelle sich des Inhalts bemächtigen würden. Doch zum Glück kam er fünf Tage später, einen Tag vor meinem Rückflug, in Mochudi im Krankenhaus an. Mir bot sich ein Bild, das ich nie vergessen werde: Weit mehr als hundert Einheimische standen um den Container herum und bewunderten, was dieser Metallkoloss alles freigab. Das Personal war dankbar, die Patienten waren es ebenfalls, soweit sie verstehen konnten, was sich vor ihren Augen abspielte. So konnte ich doch noch beruhigt die Rückreise antreten, nachdem ich die Tage in Gaborone und Umgebung, geprägt von Interessantem, Neuem und vor allem von Gastfreundschaft, genossen hatte. Einige der damals geknüpften Kontakte bestehen noch heute.

Zu diesem Zeitpunkt ahnte ich schon, was meine erste Reise nach Afrika in mir bewirkt hatte: Fasziniert von der Andersartigkeit, vor allem der Urtümlichkeit des Kontinents und der Freundlichkeit seiner Bewohner wusste ich, dass ich, wenn irgend möglich, und wenn mein Tumorrest es erlaubte, wiederkommen würde, wieder nach Afrika, auf den Kontinent, der mich kaum nach Deutschland zurückfliegen lassen wollte! Auf der Fahrt nach Johannesburg waren Gary und ich nahezu folgerichtig damit beschäftigt, eine Reise für das kommende Jahr zu planen, die interessierte Round Tabler aus dem Distrikt III von Round Table Deutschland nach Botswana, auch ins Okawango-Delta und nach Simbabwe führen sollte.

Zurück in Stade, berichtete ich dem Round Table von meinen Erlebnissen. Ich zeigte dazu die Fotos, um meinen Bericht anschaulich zu gestalten. Natürlich hatte ich auch ein Foto von einer auf dem Fußboden, gleichsam zum Sterben abgelegten, deutlich übergewichtigen Frau gemacht, um die Notwendigkeit der Hilfe mit Betten zu verdeutlichen.

Ich hatte sie aber so von hinten fotografiert, dass ihr Gesicht nicht zu erkennen war, um sie nicht in ihrer Menschenwürde zu verletzen; zuvor hatte der Arzt sie auf mein Bitten hin gefragt, ob sie Einwände habe, was sie verneinte.

Ich spürte die Betroffenheit der Tabler. Der Kommentar eines vermeintlichen Freundes, dem ich schon mehrmals seinen Neid mir gegenüber angemerkt hatte – er war nicht im Staatsdienst beschäftigt und hatte wenig Freizeit, ich dagegen hatte als Richter einen zugegebenermaßen von in der Regel frei einteilbaren Dienstzeiten geprägten Beruf –, machte mich indes betroffen: »Ich könnte es nicht, dorthin zu fahren und die Kranken zu begaffen!«, warf er mir an den Kopf. Ich reagierte hierauf nicht und fuhr mit meinem Bericht fort. Dabei half mir die Erinnerung an Senecas Worte: »Hass, Missgunst und Verachtung muss man meiden. Wie das geschieht, muss allein die Weisheit zeigen, da schwierig ist das rechte Maß.« Ich wünschte dem Neider, eines Tages den Weg zur Philosophie zu finden. Denn niemals wird so sehr die Schlechtigkeit erstarken, dass nicht der Name der Philosophie verehrungswürdig und unantastbar bliebe.

Unbeeindruckt von dieser neben der Sache liegenden Kritik setzte ich mein Engagement für das DRMH fort. Wir verschifften etwa sechzig Betten aus dem Stader Krankenhaus und diverse Hilfsmittel, die unter anderem von Tablern aus Jever gebracht wurden, in drei Containern in den Süden des mir so lieb gewordenen Kontinents. Lars, ein Freund vom Stader Tisch, half mir sehr. Er ermittelte in seiner Eigenschaft als leitender Angestellter einer namhaften Reederei in Steinkirchen im Alten Land die günstigsten Transportpreise. Auch organisierte er den Transport. Das Geld hierfür brachten alle Tische im Distrikt auf. Zudem flossen nennenswerte

Einnahmen aus einer Benefizparty, die ich mit Hilfe vieler Tabler – ich bin ihnen noch heute dankbar – in Stade organisierte und die einen Reinerlös von etwa elftausend D-Mark erbrachte, in das Projekt. Gary war mit Familie nach Stade angereist und freute sich selbstverständlich.

Im Februar besuchte uns Murray aus Gaborone, ein Tabler von 2,13 m Größe, mit seiner Freundin. Murray sah erstmals in seinem Leben Schnee. Er filmte die fallenden Schneeflocken. Es war beeindruckend zu sehen, wie sehr sich dieser Hüne freute. Und als er merkte, dass man den Schnee auch zu ballförmigen Gebilden formen und sie überdies auch noch über einen zugefrorenen Teich rollen lassen kann, war er völlig sprachlos. Aber er erkundigte sich auch nach meinem Gesundheitszustand und atmete auf, als ich ihm berichtete, dass alles stabil sei. Wir verbrachten schöne Tage mit ihnen in Stade und Umgebung, bevor sie weiterreisten.

Der Sommer 1999 veranlasste mich, dem Stader Neurologen einen Brief zu schreiben. Entgegen seiner Prognose sei ich nach nunmehr zehn Jahren noch immer unter den Lebenden. Wenn er – auch im Interesse anderer Patienten, denen es ähnlich gehe wie mir 1989 – wissen wolle, wie ich das geschafft habe, möge er sich bitte melden. Gern gäbe ich ihm umfassend Auskunft. Doch er meldete sich nicht. Ich fragte mich abermals, aus welchem Grund er und Hamburger Professor mir – nunmehr vor zehn Jahren – diese belastende und falsche Prognose gestellt hatten, die mir soviel Kummer und Sorgen bereitet hatte. Da ich beiden die fachliche Qualifikation abzusprechen grundsätzlich nicht gewillt bin, bleibt mir nur die Erklärung, dass sie ausschließlich statistische Erfahrungen und Werte ihren Aussagen zugrunde gelegt hatten. Danach ist ein Hirntumor regelmäßig ein Todesurteil und die Frage des Überlebens nur eine von wenigen Monaten, selten von Jahren. Allerdings muss man bei jeder Statistik die Gauß´sche Fehlerverteilungskurve berücksichtigen. Der Mathematiker Gauß fand als erster das Gesetz, nach welcher Häufigkeit sich einzelne Fehler verteilen. Danach kann man vereinfacht ausgedrückt festhalten, dass kleine Beobachtungsfehler wahrscheinlicher sind als große. Eine lange Überlebensdauer bei einem Hirntumor schlechthin, aber erst recht von vielen – nunmehr fünfzehn – Jahren ist derart außergewöhnlich, ihre Wahrscheinlichkeit derart gering und selten, dass sie als »kleiner Beobachtungsfehler« im Gauß´schen Verständnis anzusehen ist. Oder: Alles Andere ist wahrscheinlicher als meine Überlebenszeit. Die Fehlprognosen meiner Ärzte aus dem Jahr 1989 sind daher objektiv begründ- und nachvollziehbar. Mögen sie auch aus meiner persönlichen, subjektiven Sicht für mich nur schwer verzeihlich sein, hätte ich doch zumindest die Aufmunterung etwa der Art »Versuchen Sie´s auf eigene Faust, vielleicht gelingt es ihnen ja, einen Weg zum Überleben zu finden!« erwartet.

Ebenfalls in diesem Sommer fand die ersehnte Reise in den Süden Afrikas statt. Einundzwanzig Personen, Round Tabler mit und ohne Familien im Alter zwischen sechs und einundsechzig Jahren, traten die fünfwöchige Reise an. Von Hamburg flogen wir am 28. Juli 1999 über London nach Johannesburg. Dort erwarteten uns Round Tabler aus Gaborone. Sie hatten einen Bus gechartert, mit dem wir Richtung Botswana fuhren. Wir erreichten die Grenze zwischen der Republik Südafrika und Botswana, bevor sie für die Nachtstunden geschlossen wurde. Hier stiegen die Kinder aus unserer Gruppe um auf Garys Pickup. Auf der offenen Ladefläche ging es für sie durch die Hauptstadt Botswanas zum Ziel, wir Erwachsenen folgten im Bus. Etwa dreißig Tabler und ihre Frauen erwarteten uns. Wir erfuhren eine kaum zu überbietende Gastfreundschaft.

Am bevorstehenden Wochenende sollte in Gaborone das Jahrestreffen der Round Tabler aus Central Afrika stattfinden. Am Freitagabend trafen viele Gäste ein, aus Sambia und Namibia, aber auch aus den Niederlanden und Mauritius. Wir feierten bis in die frühen Morgenstunden. Schon um elf Uhr ging dann für die Männer das offizielle Programm los, während unsere Frauen und Kinder eine Exkursion in ein nahe gelegenes Reservat unternahmen. In der Mittagshitze warteten wir vor dem Tagungslokal auf ihre Rückkehr. Durchaus denkbar, dass ich zu dieser Uhrzeit noch etwas Restalkohol aus der Nacht zuvor im Blut hatte. Den Durst des späten Vormittags hatten wir mit Bier gelöscht. Als die Autos von der Exkursion zurückkehrten, freuten wir uns verständlicherweise und winkten ihnen zu.

Da ergriff sie mich wieder, diese Aura, ich merkte den zweiten Krampf meines Lebens kommen und ging zu Ulf, bat ihn, mich zu halten. Er wusste erst nicht, was ich meinte. »Festhalten, damit ich nicht hinfalle!«, erklärte ich ihm. Er fasste mich unter die Arme, und so überstand ich die Situation. Später sagte er mir, er habe befürchtet, dass ich einen Herzinfarkt bekäme.

Gary brachte mich mit meiner Familie zu seinem Haus, wo ich mich schnell erholte. Es stand die Frage im Raum, ob ich nicht die Reise abbrechen und mit meiner Familie nach Deutschland zurückfliegen sollte. Eine Ärztin aus unserer Gruppe meinte, dass das durchaus Sinn ergeben würde.

Auch meine Frau neigte dazu. Für mich aber wäre alles in Betracht gekommen, nur das nicht. Ich bestand darauf, die Reise wie geplant fortzuführen, hatte ich sie doch auch als Verwirklichung meiner Lebensziele angesehen. Zudem wusste ich ja nicht, ob ich jemals wieder nach Afrika kommen würde. Der Resttumor war ja nach wie vor da!

Meine seit der Operation geänderte Lebenseinstellung war schließlich entscheidend für den Willen, die Reise fortzusetzen. Es machte für mich keinen Sinn, eine Wiederholung zu planen. Denn es war nicht vorherzusehen, was die kommenden Monate in Sachen Krankheit bringen würden! Wir überlegten, dass wohl der wenige Schlaf (etwa vier Stunden in der letzten Nacht) und der Alkohol- sowie Kaffeegenuss, darüber hinaus die Mittagshitze, ursächlich gewesen waren. Ich gelobte Gaby, darauf in Zukunft zu achten, und so blieb alles beim geplanten Ablauf der Reise. Mir selbst stellte ich allerdings die Frage, ob nicht ein Tumorrezidiv Krampfauslöser gewesen sein könnte.

Am nächsten Morgen verabschiedeten wir uns vorübergehend von unseren Gastgebern, die wir in elf Tagen wiedersehen wollten. Mit dem Flugzeug gelangten wir nach Maun, der nördlichsten Stadt Botswanas, von der aus die Expedition ins Okawango-Delta starten sollte. Deutlich höhere Temperaturen als in Gaborone, gleißendes Sonnenlicht über der Start- und Landebahn. Umsteigen in einmotorige Propellermaschinen, von denen man mit Sicherheit behaupten konnte, keine von ihnen werde unwiderruflich »oben bleiben«.

Meine Familie und Tina aus Bad Malente kletterten in eine von einer dänischen Pilotin gesteuerte Cessna. Ich durfte neben ihr Platz nehmen. Ob dies von Vorteil war, weiß ich nicht, hatte ich doch dadurch den kompletten Überblick über die Instrumente. Der Tankanzeiger schwankte zwischen »0« und »1/4«. Alles andere als beruhigend. Die Pilotin aber meinte, Sorgen, welcher Art auch immer, seien unbegründet. Sie fliege regelmäßig mit der Maschine, und Grund zur Beunruhigung bestehe nicht. Diese Füllmenge habe bislang noch immer für den Flug ins Delta und zurück nach Maun ausgereicht; ihre Augen versprühten dabei eine Mixtur von Abenteuerlust und Pioniergeist Ich glaubte ihr – was blieb mir auch sonst übrig! – und ließ aus der Vogelperspektive die aufkommende Faszination des Deltas mit seiner Flora und Fauna von mir Besitz ergreifen. So erging es auch meiner Familie und Tina. Unter uns Sumpflandschaft, entstehend aus dem mäandrierenden Okawango, üppige Vegetation, vereinzelt Giraffen und Elefantenherden. Eine andere Welt. Der »schwarze Kontinent« von seiner schönsten, üppigsten Seite! Nach etwa zwanzig Minuten Flug vor uns die Landepiste, ein Sandstreifen, über dessen Ende schwarze Punkte kreisten, die immer größer wurden, je mehr wir uns ihnen näherten: Geier ....

Eine gekonnt sanfte Landung beschert uns wieder Bodenkontakt. Jetzt haben wir Alltag, Hektik, Sorgen, ja eigentlich alles hinter uns gelassen. Vor uns liegt das Leben mit und in der Natur im wahrsten Sinn des Wortes. Für wie unwichtig oder nebensächlich werden wir die »Wichtigkeiten« unseres europäischen Alltags erachten! Wir entladen unser Gepäck. Vom Flieger aus stapfen wir durch den Sand zum Jeep. Er wartet auf uns am Flugplatzgebäude, einer Holzhütte, die immerhin mit einer Sprechfunkvorrichtung ausgestattet ist. Hoch über uns in einem Baumwipfel hängt ein toter Affe.

Futtervorrat eines Leoparden, für die Geier nicht erkennbar, für andere Tiere unerreichbar. Insgesamt vier Flugzeuge bringen unsere Gruppe hierher.

Auf der anschließenden Fahrt mit Land Rovern ins Camp Okuti sehen wir schon die ersten derer, die hier das »Sagen« haben: Elefanten und Löwen. Bereits jetzt bin ich so beeindruckt von der Natur, dass ich froh bin, mich durchgesetzt, meinen Willen beibehalten und nicht die vorzeitige Rückreise nach Deutschland angetreten zu haben. Uns erwarten zehn Chalets für je zwei Personen, unser Einundzwanzigster, Andreas, bekommt ein luxuriöses Zelt. Angst vor wilden Tieren, etwa Krokodilen aus den unmittelbar angrenzenden Sümpfen, brauche er nicht zu haben, heißt es. Überhaupt seien wir hier sicher, erklärt uns der Camp-Chef. Niemand besitze ein Gewehr oder eine sonstige Waffe. Denn die Tiere hätten den Menschen noch nie als Feind wahrgenommen: Wir müssten uns nur an ihre Regeln halten, beispielsweise keine farblich auffallende, provokante Kleidung tragen, eher schweigen statt reden und nicht aus den Fahrzeugen aussteigen, wenn wir Fahrten unternähmen. Nur wenn wir abends vom Lagerfeuer zurück in unsere Chalets gingen, sollte jeder von uns warten, bis er, der Camp-Chef, uns begleite. Mit seiner Taschenlampe könne er uns vor Gefahren bewahren ... Wir erfahren später, dass einige Wochen zuvor ein Urlauber zu nah ans Wasser gegangen und Opfer eines Krokodils geworden war ...

Die folgenden zwei Tage bescherten uns in komprimierter Form die gesamte Tierwelt Afrikas aus nächster Nähe. Wir beobachteten einen Leoparden aus etwa fünf Metern Entfernung beim Aufwachen. Zunächst störte ihn ein um ihn herumfliegendes Insekt, weshalb er im Halbschlaf den Kopf bewegte. Doch nach kurzer Zeit wurde es ihm offenbar zu viel. Er öffnete die Augen und gähnte, indem er sein Maul weit aufriss und uns die Möglichkeit gab, seine scharfen Zähne wahrzunehmen. Er nahm von uns zwar Notiz, aber wir interessierten ihn offenbar nicht, vielmehr war er damit beschäftigt, das Insekt zu vertreiben.

Abends am Lagerfeuer bekamen wir regelmäßig Besuch von einem Elefanten, der durchs Camp streifte und die frisch-grünen Baumwipfel abknickte, um sie sodann zu verschlingen. Er ging dabei mehrfach nah an uns vorbei, aber uns geschah nichts. Wenn wir bereits in unseren Chalets waren, kam es vor, dass er gerade eine Baumkrone abknickte und diese über das Strohdach herunterzog. Etwas mulmig wurde uns dann schon, aber interessant war es auch. »To be at one with nature« sollte das Motto des überwiegenden Teils der Reise sein. Das war schon in den ersten Tagen so, der Plan schien aufzugehen.

Unvergesslich vor allem der Sternenhimmel der südlichen Himmelskuppel, mit tausenden von Himmelskörpern, die hier inmitten der Wildnis aufgrund fehlender Fremdlichteinwirkung wunderbar zu betrachten waren. Unter ihnen dominierend das »Kreuz des Südens«: Üblicherweise das einzige Sternbild der Südhemisphäre, das uns Bewohnern der Nordhalbkugel namentlich bekannt ist. Der Eindruck, den die vier hell funkelnden Sterne am Himmel auf mich hinterließen, bleibt unvergesslich. Immanuel Kant hat gegen Ende seines Lebens seine Philosophie in einem Satz zusammengefasst: *»Zwei Dinge erfüllen das Gemüt mit immer neuer und zunehmender Bewunderung und Ehrfurcht: der gestirnte Himmel über mir und das moralische Gesetz in mir.«* Die gebotene Ehrfurcht vor der Schöpfung, die ich hier hautnah spürte, beruhte auf dem »Kreuz des Südens« am gestirnten Himmel, zu sehen in unerreichbarer Ferne. Dieses, das ganze Jahr über sichtbare Sternbild, wurde früher als himmlischer Wegweiser – Großer Wagen des Südens – verstanden. Damals wurden Eroberungsfahrten oft mit Aktivitäten zur Ausbreitung des Christentums gleichgesetzt, das Kreuz des Südens demzufolge mit dem Kreuz Christi und religiösem Sinngehalt. Ich empfand vor dem Hintergrund meines Kampfes gegen den Tumor das »Kreuz des Südens« als immer sichtbares und motivierendes Sinn- und Orientierungsbild: Sollte es mit meinem Gesundheitszustand auch einmal schlechter werden, für mich immer vor Augen und sichtbar sollte und musste mein Ziel sein, den Kampf zu gewinnen. So wie das »Kreuz des Südens« stets sichtbar ist, zwölf Monate im Jahr, auch wenn sich einmal dunkle Wolken davor auftürmen sollten.

Die drei Tage im Camp waren ausgefüllt mit Begegnungen mit der Natur in all dem Facettenreichtum, den Südafrika zu bieten hat. Dabei war für mich besonders erstaunlich, wie schnell in uns – aus der industrialisierten und so genannten zivilisierten Welt kommend – die Sensibilität für Schönheiten und Besonderheiten geweckt wurde. Nicht nur den Flusspferd-Trampelpfad durchs Schilf entdeckten wir vom Boot aus, als wir in den Sümpfen unterwegs waren, sondern während der Safari mit dem Auto auch die Termitenstraße. Aber auch die unerbittliche Härte der Natur wurde uns vor Augen geführt: »Dedicated to die« (zum Sterben bestimmt), kommentierte unser Fahrer den Anblick des alten Löwen mit lichter Mähne, der von seiner Familie ausgestoßen worden war. Es sei nur eine Frage der Zeit, bis er sich aufgrund seines Alters und seiner Einsamkeit keine Nahrung mehr erjagen könne und selbst zur Nahrung für die natürlichen Feinde werde.

In den Augen des Löwen meinte ich eine Stimmung zu erkennen, die das Wissen um sein nahendes Ende einschloss. Menschen sind den Tieren oft ähnlich. Gelegentlich prüfe ich mich beim Blick in den Spiegel und stelle fest, dass meine Augen auch meine Grundhaltung widerspiegeln: Zuwendung zum Leben, Lebensbejahung, leben, nicht aufgeben wollen ...

Die sandige Flugplatzpiste entließ uns aus dem Delta. Wieder waren beim Herannahen der uns abholenden Flugzeuge die Geier aufgetaucht. Abermals vergeblich. Von Maun flogen wir weiter nach Victoria Falls in Simbabwe. Wenige Tage zuvor hatte die Regierung dieses Landes bestimmt, dass jeder Tourist zehn US-Dollar »Eintrittsgeld« zu zahlen habe. Zum Glück hatten wir Ulf bei uns, der über ausreichend Dollars verfügte. Anderenfalls hätten wir ein wohl nur schwer lösbares Problem gehabt. Denn nur US-Dollars wurden akzeptiert. Mit einem Bus fuhren wir zu unserem Hotel, wo wir den Rest des Tages am Pool verbrachten.

Am nächsten Tag bewunderten wir die Victoria-Fälle, die der Sambesi über einen Kilometer Breite preisgibt und tief in die Schlucht stürzen lässt. Vom legendären »Victoria-Falls-Hotel« aus genossen wir die weite Sicht in die Wildnis; deutlich erkennbar die Gischt, die die Fälle entstehen lassen, und die die Einheimischen früher dem Forscher Livingstone gegenüber als »Der Rauch, der donnert« bezeichneten. Schockierend die Armut und das Elend, die das Ortsbild prägten: Bettelnde Kinder und Erwachsene, teils blind, teils verkrüppelt, harrten in der Mittagshitze am Straßenrand im Straßenstaub aus, sehnlichst hoffend, dass sie wenigstens ein Mal am Tag eine Münze zugeworfen bekämen.

Spät am Nachmittag bestiegen wir ein Boot für eine Fahrt auf dem Sambesi – oberhalb der Wasserfälle. Für Getränke und Kleinigkeiten zu essen war gesorgt. Wir genossen die Ruhe, sahen gelegentlich Krokodile oder Flusspferde im Wasser auftauchen. Vor allem aber beeindruckte uns der Sonnenuntergang nachhaltig. In verschiedensten, sich beständig ändernden rot/rot-orange/gelben Farbtönen sank der Sonnenball immer tiefer, wechselte sein wahrnehmbares Erscheinungsbild mehr und mehr von rund nach oval, bis er mehr und mehr verschwand. Hinter afrikanischen Palmen, die sich schemenhaft im Vordergrund abzeichneten. Die Nacht brach herein, zurück an Land.

Auch dies war eines von vielen Erlebnissen während der Reise, bei denen ich mich besonders darüber freute, dass ich mich trotz der Todesprophezeiungen der Ärzte im Jahr 1989 nicht aufgegeben hatte. Hätte ich dem Neurologen und dem Neurochirurgen, die ich zuerst konsultiert hatte, Glauben geschenkt, wäre all dies nicht möglich gewesen. Meine Familie würde nicht noch heute von diesem unvergesslichen Urlaub schwärmen, sich auch nicht erinnern an unser üppiges Abendessen in der »Victoria Falls Safari Lodge« mit Blick auf die tiefer liegende Ebene, die in einer begrenzten Weite mit Scheinwerfern erhellt wurde und – für uns gut erkennbar – einen majestätischen Elefanten in unser Blickfeld treten ließ. Wir beobachteten ihn beim nächtlichen Trinken aus den Sümpfen, die der Okawango tagtäglich füllt, bevor das Leben spendende Nass dann doch in der Kalahari versickert. Dazu eine Gruppe von fünf Einheimischen, die den 1961 entstandenen Hit der Tokens »The lion sleeps tonight« in der Lodge zum Besten gab.

Paradiesisch, dieser Zustand. Dabei fiel mir Elton Johns »Return to Paradise« ein, das ich gelegentlich höre, das mich in diesem Moment in Gedanken an das »Danach« versetzt:

Goodbye doesn´t mean this has to be the end
Fading dreams grow cold as ice
And I get a feeling we will meet again
When we return to paradise

(Leb´ wohl zu sagen bedeutet nicht, dass es das Ende sein muss...
.... und ich spüre, wir werden uns wiedersehen, wenn wir ins Paradies zurückkehren)

Unweigerlich schießen mir für einen, wenn auch kurzen, so doch in meiner Erinnerung haften gebliebenen Moment die Gedanken durch den Kopf, dass ich vielleicht doch früher, als mir lieb ist, »Good bye« würde sagen müssen zu meinen Lieben. Aber es gibt ein Danach, daran glaube ich, wir werden alle ins Paradies zurückkehren ... und ich fühle, dass wir uns dann wieder treffen werden.

Doch schnell fange ich mich. Ich bin mir dessen bewusst, dass es kein Leben im Tod gibt. Man kann dem Tod aber lebensfördernde Kraft beimessen, denn das Bewusstsein des Todes gibt dem Menschen Energie und dem Leben Kraft. In dieser Hinsicht bin ich mir sicher, dass dem Tod Absolutheit beizumessen ist. Mit absoluter Gewissheit kommt er auf uns alle zu. So ist es an jedem von uns, sein Leben entsprechend einzurichten, er muss das Energiepotential nur ausschöpfen, soweit seine Lebensumstände dies zulassen. Für Krebskranke gilt dies besonders: Mögen Sie meinen Zeilen entnehmen, welche – oft ungeahnte – Energie jedem von uns innewohnt, die er gerade angesichts der Krankheit sinnvoll nutzen kann und sollte. Er muss nur wollen!

Die Tage in Victoria Falls gingen schnell vorüber. Nach einem kurzen Flug von Victoria Falls begab sich ein Teil unserer Gruppe in Richtung Caprivi-Streifen. Der andere Teil, nämlich Tabler/-familien aus Bad Malente und Westoverledingen sowie meine Familie, flog nach Lake Kariba. Dort lebten wir drei Tage lang auf einem Hausboot auf dem Lake Kariba, einem über nahezu dreihundert Kilometer langen und bis zu vierzig Kilometer breiten, aufgestauten Stausee: Der Sambesi in seiner gezähmten Form. Vom Boot aus konnten wir abermals Natur pur genießen. Gespenstisch aber: Tausende abgestorbener grauer Teakholzbäume, aus dem Wasser ragend. Zeugen des Eingriffs von Menschen Hand. Spät abends und morgens sahen wir Elefanten ans Ufer kommen, ihren Durst löschen und sich übermütig mit Wasser bespritzen. An Bord waren drei Einheimische für unser leibliches Wohl zuständig. Immer wieder überraschend, welche Kochkunst in der kleinen Kombüse im wahrsten Sinne des Wortes zelebriert wurde!

Wir verbrachten tagsüber viel Zeit damit, uns zu entspannen. Lektüre hatten wir reichlich mitgenommen, aber auch die afrikanische Sonne für sich genommen betrachteten wir als angenehm. Gelegentlich nahmen wir ein erfrischendes Bad im See, wenn unser Boot ausreichend weit vom Ufer entfernt war. Wir waren dann sicher, nicht durch Flusspferde, Krokodile oder Schlangen gefährdet zu sein, weil wir ihnen

Schwimmausdauer über einen Kilometer und mehr nicht zutrauten. Nach mehr oder weniger kurzen Nächten – einige von uns schliefen auf dem Oberdeck unter freiem Sternenhimmel – bekamen wir schon bei den ersten Anzeichen des Wachwerdens vom Personal Tee oder Kaffee serviert, um die Zeit bis zum jedes Mal reichhaltigen Frühstück überbrücken zu können.

Nach drei Tagen an Bord hieß es, die Weiterreise anzutreten. Geplant war, nach Gaborone zurückzufliegen, wo wir uns mit unseren Freunden und dem deutschen Botschafter treffen wollten, um mit ihm über das DRMH und die Hilfslieferungen zu sprechen. Zunächst flogen wir von Lake Kariba zurück nach Victoria Falls. Dort entrichteten wir abermals zehn US-Dollar je Person, um das Land verlassen zu dürfen. Wir freuten uns auf den Weiterflug nach Maun. Doch das Flugzeug der Air Zimbabwe hatte Verspätung. Mit etwa einer halben Stunde Verspätung landete es, aus Harare kommend. Niemand erklärte uns, weshalb es eine weitere halbe Stunde dauerte, bis wir an Bord durften. Schließlich durften wir einsteigen, schnallten uns an und warteten auf den Start. Was wir nie für denkbar gehalten hätten, erfuhren wir über die Bordlautsprecher: Man habe in Harare Passagiere vergessen. Deshalb müssten wir nach Harare zurückfliegen und diese noch an Bord nehmen! Wir schauten uns ungläubig an, doch es verhielt sich so, wie bekannt gegeben. All unsere Anschlussflüge nebst Terminen in Gaborone konnten wir mithin vergessen. Dafür bekamen wir Zimbabwes Hauptstadt und ihren Flughafen aus der Luft zu sehen. Es stiegen noch sechs Passagiere zu. Ihr Flugzeug aus London hatte Verspätung gehabt. Air Zimbabwe hatte schlichtweg übersehen, dass diese sechs

Passagiere unser Flugzeug als Anschlussflieger brauchten.

Wir flogen dann von Harare direkt nach Victoria Falls. Nach Maun würden wir an diesem Tag nicht mehr kommen, geschweige denn nach Gaborone. Das war uns allen klar. Noch an Bord suchte ich deshalb nach Lösungsmöglichkeiten, unseren Verbleib über Nacht betreffend. Man sagte mir, Air Zimbabwe werde uns nach der Ankunft in Victoria Falls eine Lösung anbieten. Wir waren gespannt. Die Lösung bestand in dem Angebot, eine Nacht auf Kosten der Airline im Hotel »Kingdom« zu übernachten und am nächsten Tag weiterzureisen. Wir akzeptierten, hatten ja auch keine andere Wahl. Das neu erbaute Hotel bietet jeden erdenklichen Komfort, so wie auch seine Architektur höchst eigenwillig ist. Zwischen den Gebäudekomplexen fließen kleine Bäche, die sich teilweise zu Teichen ausweiten. Überall tummeln sich kleine Krokodile bis etwa einen halben Meter Länge ... Abends genossen wir ein so reichlich gedecktes Buffet, wie es gegenüber der Armut im Lande nicht kontrastreicher hätte sein können.

Am nächsten Tag nahmen wir das erste Flugzeug nach Maun, von dort aus ging es zurück nach Gaborone. Die dortigen Tabler und der andere Teil unserer Gruppe, zurück aus dem Caprivi-Streifen, waren froh, dass wir wohlbehalten zurückkehrten von unserer in vielerlei Hinsicht abenteuerlichen Reise. In Gaborone erinnerte ich mich an den vor der Abreise dort erlittenen Krampf. Ich machte mir Sorgen, was nach meiner Rückkehr nach Deutschland auf mich zukommen würde. Ich machte mir aber auch klar, dass es keinen Sinn hatte, jetzt in Traurigkeit zu verfallen. Ändern würde es gegenwärtig ohnehin nichts. Im Übrigen hatte ich mir vorgenommen, stets positiv zu denken. Den Abend und die

Nacht nutzten wir zum Feiern und Erzählen, bereiteten uns aber auch schon auf den Abschied vor.

Am folgenden Morgen früh die Weiterreise: Nach herzlicher Verabschiedung von den meisten der Gastgeber – einige kamen noch mit uns mit – fuhren wir zunächst zum DRMH-Hospital nach Mochudi. Wir waren alle gespannt, wie es dort aussehen würde. Mich interessierte vor allem der Vergleich mit dem Zustand, den ich noch vom letzten Jahr in Erinnerung hatte. Nach der Begrüßung durch die Krankenhausleitung führte uns die Dienst habende niederländische Ärztin durch das Krankenhaus. Dort herrschte ein deutlich höherer medizinischer Standard als vor einem Jahr. Die weiteren Container waren längst entladen und ihr Inhalt sinnvoller, dringend benötigter Benutzung übergeben. Betten aus dem Stader Krankenhaus waren mit Patienten belegt, auf der »Kinderstation« standen die ebenfalls von uns geschickten Kinderbetten mit Gittern als Schutz gegen das Hinausfallen. Rollstühle und Unterarmgehstützen aus Jever hatten dankbare Nutzer gefunden. Gleichwohl lag noch vieles im Argen. Die frisch gewaschene Wäsche wurde zum Trocknen auf die flachen Dächer der eingeschossigen Bauten gelegt, für unsere Verhältnisse undenkbar. Die Ärztin sagte mir, sie seien nach den Hilfslieferungen schon deutlich vorangekommen. Gern würden sie mehr helfen, könnten aber nicht, weil immer noch vieles fehle. Sogleich waren meine Gedanken wieder bei den Ärzten, die mir im Sommer 1989 so viel Unglück beschert und mir – wenn auch nicht vorsätzlich – nicht geholfen hatten.

Zwei Stunden vom DRMH entfernt lag unser nächstes Ziel: Die Tau Lodge in der Republik Südafrika. Auch hier blieben wir zwei Nächte lang. Weniger Tierreichtum als im Okawango-Delta und vor allem: bewaffnete Ranger. Die hier lebenden Tiere wurden nämlich überwiegend in ihrer Heimat eingefangen und hergebracht, um den Touristen das »Wildlife« präsentieren zu können. Für uns gab es nicht mehr viel Neues zu sehen, waren wir doch schon im Okawango-Delta gewesen. Dennoch bemühte sich unser Ranger, uns etwas Interessantes zu zeigen. Es gelang ihm auch. Neben der Farbvielfalt der Vogelwelt beeindruckte uns vor allem der Kampf zwischen zwei Rhinozeros-Bullen. Ihre Köpfe krachten mehrfach deutlich hörbar aufeinander. Nach etwa fünfzehn Minuten zog einer von ihnen, stark blutend, von dannen. Noch am selben Tag durften wir einmal aus dem Jeep aussteigen, um zu Fuß hinter einem Rhinozeros herzugehen. Die Gelegenheit war günstig: Der Wind kam aus seiner Richtung, und da diese Tiere besser riechen als sehen, war die Gefahr für uns, bemerkt zu werden, kalkulierbar. Aufregend. Wir näherten uns bis auf etwa zwanzig Meter und konnten dem Koloss in aller Ruhe beim Fressen zusehen.

Wir setzten unsere Reise mit einem Bus fort bis nach Johannesburg. Bedrückend die Umgebung, je mehr man sich dieser Metropole nähert. Die Townships der Schwarzen, naturgemäß Brutstätten der Gewalt, platzen aus allen Nähten, ringsherum eingezäunt und bewacht von gepanzerten Polizeifahrzeugen. Ich musste an Elvis Presleys »In the Ghetto« denken. An den Kreuzungen teilweise Wachttürme, mit bewaffneten Polizisten besetzt. Sie sollen verhindern, dass zum Anhalten und Warten verpflichtete PKW-Fahrer während der Rot-Phase der Ampeln überfallen werden. In Johannesburg blieben wir eine Nacht bei Round Tablern.

Am nächsten Vormittag flogen wir weiter an die Südküste Afrikas, und zwar nach Port Elizabeth. Drei Tage blieben wir in Plettenberg Bay. Hinnerk und Lennart badeten im Meer, in Sichtweite tauchten Wale auf und ab.

Weiter ging es zum letzten Ziel unserer Reise: Kapstadt. Wir versuchten, die verbleibende Zeit bestmöglich zu nutzen: Ein dreistündiger Segeltörn in der Bucht von Kapstadt, Elke und Willi aus Emden hatten ihn organisiert. Klar, dass alles zusammenpasste: Sechs bis sieben Windstärken und Sekt, wenn auch aus Plastikgläsern. Blick auf Robben Island, Nelson Mandelas unfreiwilligen Aufenthaltsort, und den Tafelberg. Obligatorisch und lohnend gleichermaßen war am nächsten Tag die Fahrt auf denselben. Herrlicher Blick auf Kapstadt und Umgebung, die schönen Badebuchten. Für uns ein »Muss« war die Fahrt zu einem der nahe liegenden Weingüter ...

Nach fünf Wochen kehrten wir wohlbehalten nach Europa zurück. Ich spürte Genugtuung und Zufriedenheit: bewusst, dass ich im Begriff war zu leben, bevor ich eines nahen oder fernen Tages würde sterben müssen. Abermals waren meine Gedanken bei Seneca. Er war zu meinem Weggefährten in nahezu allen Lebenslagen geworden.

Kiel

Die Sonnenstrahlen des sich ankündigenden Herbstes am 5. September 1999 veranlassten uns zu einem spontanen Besuch bei meiner Schwester Ingrid in Kiel. Die letzte Nacht hatten wir in Stade zwar lange gefeiert und auch das eine oder andere Getränk genossen. Gleichwohl: Seit Ostern hatten wir Ingrid sowie ihre Söhne Olle und Lasse nicht mehr gesehen und wollten ohnehin von unserer Reise nach Südafrika berichten. Mit vielen Fotos im Gepäck kamen wir bei ihr an. Nach dem Mittagessen brauchten wir etwas Bewegung an frischer Luft, die allen ersichtlich gut bekam. Wieder zurück, bereiteten Ingrid und Gaby Kaffee und Kuchen vor.

Ich saß schon auf dem Sofa und las Zeitung. Plötzlich schoss mir dieselbe Aura in den Kopf, die ich im Juli 1989 nach dem Tennisspiel mit Jürgen und im Sommer in Botswana erlebt hatte. Mein Bemühen, ruhig zu atmen und mich abzureagieren, die aufkommende Angst auf einem niedrigen Level zu halten, blieb vergeblich. Ich bekam erneut einen Krampf, konnte mich jedoch noch auf das Sofa legen und das Geschehen passieren lassen. Natürlich war ich geschockt, meine Familie und Ingrid ebenso. Die Sorge, es könnte erneut ein Tumor – nach nunmehr zehn Jahren – gewachsen sein, bewog uns, mich in eine Kieler Klinik einliefern zu lassen. Der Notarztwagen war schnell da. Während der Fahrt krampfte ich erneut, erzählte dem Rettungssanitäter vom

Vorfall im Jahr 1989. Teils fand er beruhigende Worte, teils deutete er aber an, was ich befürchtete: Ein Tumorrezidiv könnte der Grund für den Krampf gewesen sein. Ich dachte sofort an das Geschehen in Botswana ...

In der Notaufnahme der Klinik wurden Gaby und ich zum Röntgenbereich gebracht. Auf einer Holzbank mussten wir Platz nehmen und warten, bis an diesem späten Sonntagnachmittag der Dienst habende Arzt kam. In dem Moment als er kam, bekam ich einen erneuten Krampf und drohte von der Bank zu fallen, weil Gaby mich allein nur schwer halten konnte. Ihre Bitte an den Arzt, ihr behilflich zu sein, verhallte ungehört. Er schien uns nicht wahrzunehmen, obwohl wir die einzigen Personen im Vorraum waren, und ging weiter in den Raum, in dem eine Computertomografie-Aufnahme (CT) von meinem Schädel gemacht werden sollte.

Erneut musste ich ein Hämmern und Klopfen über mich ergehen lassen, doch es dauerte nicht so lange wie eine MRT-Untersuchung. Nach dem Ende der Untersuchung bekam ich kein konkretes Ergebnis mitgeteilt. Sicher sei jedoch, dass auf den Aufnahmen etwas Krankhaftes zu erkennen sei und ich deshalb stationär auf der Neurologischen Station aufgenommen werden müsse. So hatte ich mir den Ausklang des Sonntags beileibe nicht vorgestellt. Ich wurde auf die Station gebracht und durfte ein Bett in einem Zimmer für vier Personen beziehen. Nach einer ersten Untersuchung durch einen Neurologen bekam ich Medikamente verordnet. Die sich oft wiederholenden und beängstigenden Krämpfe machten dies erforderlich. Es wurde auch Zeit, mich von Gaby zu verabschieden. Ein ungemein schwerer Abschied! Sie musste noch unsere Jungs bei Ingrid abholen und die Heimreise antreten.

Die Station war übervoll. Am Abend wurde noch ein fünftes Bett mit einem Alzheimer-Patienten ins Zimmer gebracht. Hier machte ich in den folgenden Tagen wertvolle Erfahrungen: Wie sehr eine Krankheit einen Menschen sich doch von sich selbst entfernen lassen kann, wie vielen seiner selbstverständlichen Fähigkeiten der Mensch doch verlustig gehen kann; sie werden ihm genommen, und der Mensch ist nur bedingt in der Lage, dies bewusst wahrzunehmen. Der Mann wurde mein Bettnachbar. Er war etwa achtundsiebzig Jahre alt, hatte lange, graue, strähnige Haare und ein freundliches Wesen. Wir konnten uns trotz seiner Erkrankung hinreichend verständigen. Er schilderte mir, wenn er lichte Momente hatte, wie sehr er unter dem Verlust seiner Fähigkeiten litt.

Schon die erste Nacht war qualvoll. Ich fand kaum Schlaf, obwohl ich ihn dringend gebraucht hätte. Mein Nachbar fiel, vom Stationspersonal nicht gesichert, aus dem Bett. Er verletzte sich jedoch zum Glück nicht. Etwa eine Stunde später, ich war gerade wieder eingeschlafen, kletterte er über die jetzt vom Personal angebrachte seitliche Absicherung, um die Toilette aufzusuchen. Auf dem Weg durch das Zimmer verlor er schon Urin und entleerte sich dann am Waschbecken. Aufregende Momente für mich, der ich sogleich wieder ins Grübeln kam: Könnte es mir eines Tages ebenso ergehen, wenn etwa ein neuer Tumor zerstörerisch in meinem Gehirn wüten würde? Was hatte ich auf dieser Station zu erwarten, welcher Spezies von Ärzten würde ich hier ausgeliefert sein?

Das Wecken am nächsten Morgen erlebte ich im Zustand tiefer Müdigkeit. Die Ereignisse des Vortags und der Nacht hatten viel, zu viel Kraft gekostet, als dass ich diesen Tag hätte ausgeruht beginnen können. Weitere Untersuchungen standen auf dem Programm. Man nahm meine Anamnese auf, und ich bat, die MRT-Aufnahmen aus dem Jahr 1989 aus dem UKE in Hamburg anzufordern. Am Nachmittag wurden neue MRT-Bilder angefertigt. Näheres dazu sollte ich aber erst nach Eintreffen der Aufnahmen aus Hamburg erfahren. Ingrid besuchte mich, eine willkommene Abwechslung. Wir gingen auf dem Krankenhausgelände bei Sonnenschein spazieren. Nach dem frühen Abendessen die Nacht. Von Nachtruhe erneut keine Spur, mein Nachbar war wieder unruhig und redete wirre Sätze, ein anderer Patient schnarchte ununterbrochen. Ich hatte genug davon, wollte schlafen und klingelte die Nachtwache herbei. Diese bot mir an, mein Bett auf die Veranda zu schieben. Ich willigte sofort ein und fand alsbald zwischen Blumen und Sitzmöbeln für Besucher meinen Schlaf.

Der neue Tag bescherte mir die Nachricht, die Aufnahmen aus Hamburg seien eingetroffen. Ich fieberte der Visite entgegen. Minuten wurden zu Stunden, bis der Chefarzt mit seinem Gefolge kam. Der Vergleich der Bilder von 1989 mit den neuen Aufnahmen ergebe, dass ich noch eine Lebenserwartung zwischen zwei und zwanzig Jahren hätte. Es sehe also nicht gut aus, denn operativ sei mein Problem nicht zu beheben. Wieder einmal war ich geschockt. Die Perspektive, noch zwanzig Jahre leben zu können, war für mich nach allem, was ich erlebt hatte, schon recht akzeptabel. Dann würde ich mit dreiundsechzig Jahren sterben, das wäre doch schon etwas, mit dem ich mich anfreunden könnte. Ich würde noch miterleben können, was aus Hinnerk und Lennart wird, Gaby und ich würden noch viel Gemeinsames unternehmen können. Doch nur noch zwei Jahre zu leben, bis Ende 2001, das wollte ich partout nicht wahrhaben und akzeptieren. Ich brach in Tränen aus, die nicht enden wollten. Die Ärzte und Schwestern verließen mich, und ich rang um Fassung.

Ich besann mich darauf, dass just vor zehn Jahren schon einmal Ärzte mit ihren Prognosen falsch gelegen hatten, warum sollte es dieses Mal nicht ebenso sein?! Um mehr Informationen zu bekommen, ging ich folglich die Station auf und ab. Ich wollte einen günstigen Moment abwarten, in dem die junge Ärztin im Praktikum allein im Stationszimmer war und mir Einsicht in meine Unterlagen gewähren würde. Sie tat es, und ich erkannte auf den neuen MRT-Aufnahmen einen – nach meiner Beurteilung – neuen Tumor direkt unter der Schädeldecke, ziemlich kreisrund, Durchmesser etwa ein Zentimeter, nach meinem laienhaften Dafürhalten scharf abgegrenzt vom benachbarten Gewebe. Meine Aufgabe war es nun herauszufinden, ob man dieses Gebilde operativ würde entfernen können.

Am Nachmittag kam Ingrid, der ich die schlechte Nachricht offenbarte. Sie war gefasst, hatte Derartiges wohl schon geahnt. Wir fuhren in die Forstbaumschule, ein Café und Restaurant im Grünen, unweit der Kieler Förde gelegen. Die Zeit dort verging schnell, zu schnell. Aber es war sehr schön, in der frischen Luft zu sitzen, die frische Brise von der Kieler Förde zu spüren und ein großes Eis zu genießen ... Sollte es mit mir schnell zu Ende gehen, dann könnte dies mein letzter Sommer sein, dachte ich, ohne es auszusprechen.

Als ich mich von Ingrid in der Klinik verabschiedete und sie mich fragte, ob ich einen Wunsch hätte, sagte ich ihr, ich würde am nächsten Tag gern wieder dorthin fahren. So geschah es auch. Abermals entspannte Atmosphäre inmitten meist erkennbar gut gelaunter und offenkundig gesunder Menschen. Studenten, die Vorlesung Vorlesung sein ließen oder die schon vorlesungsfreie Zeit genossen, einfach nur lebten. – Am darauf folgenden Tag fuhren wir in ein Café beim Kieler Ruder Club. Terrasse, Sonnenschein und Fördeblick; dazu lange Gespräche, schon Jahrzehnte hatten wir dazu nicht mehr so viel Zeit gehabt. Wenigstens eine gute Seite der Krankheit! Ingrid fuhr mich zurück zur Klinik, ich kam gerade an, als das Abendessen gebracht wurde. So hatte ich die Stunden des Nachmittags optimal – möglichst lange nicht in Kliniknähe – genutzt.

Ich hatte gerade das Abendbrot gegessen, da bekam ich Besuch. Lars, mein guter Freund vom Stader Round Table, stand plötzlich im Krankenzimmer. Damit hatte ich nicht gerechnet! Ich zog mich schnell an, und wir verließen rasch die Station. Wir gingen einige Zeit auf dem Klinikgelände in der Abendsonne spazieren, dann setzten wir uns auf eine Bank. Lars wollte natürlich alles im Detail darüber wissen, wie es um mich stand. Als ich ihm weinend sagte, nicht schon in zwei Jahren sterben zu wollen, im Gegenteil, noch viel, viel mehr vorzuhaben, als ich in dieser kurzen Zeit würde erledigen können, tröstete er mich. Er nahm mich in den Arm, sprach mir Mut zu. Dann eine große Überraschung: Lars schenkte mir eine Ein-Dollar-Münze aus dem Jahr 1899, also gerade hundert Jahre alt. Sie trägt unter anderem die Aufschrift: »In God we trust.« Er hatte die Münze vor einigen Jahren in Houston/Texas bekommen. Ein wildfremder Mann sei auf ihn zugekommen und hätte gesagt, er, Lars, sehe so aus, als könne er Glück gebrauchen. Diese Münze solle ihm das gesuchte Glück bringen. Und nun bekam ich diese Münze von Lars, damit sie mir Glück bringe bei meinem Kampf gegen den Krebs! Nach kurzem Zögern nahm ich das Geschenk an, dankbar und bestärkt, meinen Kampf fortzusetzen. Wir gingen noch weiter in der Abendsonne spazieren. Ich war froh, mit Lars reden zu können. Zumal ich, je länger er blieb, Anlass hatte, der Station fernzubleiben. Gegen zwanzig Uhr musste Lars sich verabschieden, hundertvierzig Kilometer Autobahn lagen noch vor ihm. Schwer der Abschied. Er wollte und musste zurück zu seiner Familie. Wie gern wär´ ich mit ihm gefahren! Stattdessen: Zurück auf die Station, wieder eine Nacht auf der Veranda.

Am nächsten Tag, dem Tag vor meiner Entlassung, fuhr ich mit Ingrid in die Kieler Innenstadt. Wir suchten einen Juwelier auf, denn ich wollte für Gaby – sie hatte in wenigen Tagen Geburtstag – ein Schmuckstück kaufen zur dauerhaften Erinnerung an mich, gleich wann ich denn sterben müsste. Ein schwerer Gang, aber für mich immens wichtig.

Nach meiner Entlassung suchte ich am 24. September 1999 die Stader Klinik auf, in der ich schon so oft zur Kontrolle gewesen war. Der Arzt schaute sich die Aufnahmen aus Kiel an und sagte mir, ich solle mich in einem Jahr wieder vorstellen. In dem schriftlichen Bericht an meinen damaligen Hausarzt heißt es sodann:

»Die MR-Aufnahmen des Neurocraniums (aus der Kieler Klinik) zeigten keine Befundänderung bezüglich der hier durchgeführten Aufnahmen vom 11.5. d. J., allerdings auch keine gegenüber den Aufnahmen von 2/98.«

Kapazität

Schon drei Tage später suchte ich das UKE in Hamburg auf. Zu wenig Glauben schenkte ich den Aussagen der Ärzte in Kiel und vor allem in Stade. In der Neurochirurgischen Sprechstunde empfing mich der neue kommissarische Direktor der Klinik, Prof. Dr. Westphal. Ich schätzte ihn damals auf etwa fünfundvierzig Jahre, er machte auf mich einen höchst vertrauenswürdigen Eindruck. Eine Mediziner-Persönlichkeit, die ihre Aufgabe immens ernst nimmt, bar jeglicher Überheblichkeit und Oberflächlichkeit, in sich ruhend wie seinerzeit Prof. Dr. Grubel, geprägt von Erfahrung und Souveränität, die gewachsen waren durch jahrelange verantwortungsvolle Tätigkeit. Diese Eigenschaften gingen einher mit einem ausgeprägten Einfühlungsvermögen in die psychischen Nöte derer, die ihr Überlebensschicksal in seine unter anderem aufgrund langjähriger Tätigkeit und Erfahrung zu hochgradig filigraner Arbeit fähigen Hände zu legen bereit waren. Mensch und Arzt in einer Person! Ich hatte sofort Zutrauen.

Wir schauten uns gemeinsam die MRT-Aufnahmen an. Prof. Dr. Westphal formulierte in seinem an meinen damaligen Hausarzt und nachrichtlich an mich gerichteten Schreiben unter anderem:

»Es sieht aber so aus, als wenn ein kleiner kugelig abgegrenzter Bezirk an der Hirnoberfläche doch im Laufe der letzten

Jahre an Größe zugenommen hat, und hier handelt es sich nach meinem Dafürhalten um einen manifesten Tumorknoten. Wir haben ausführlich darüber gesprochen, dass dieser über kurz oder lang noch einmal operiert werden sollte, und da die Region insgesamt kritisch ist, sollte man damit auch nicht allzu lange warten.«

Meine eigene Einschätzung des Befunds in der Kieler Klinik sah ich bestätigt. Innerhalb von vier Tagen hatte ich nun zunächst dunkelsten Schatten in Stade einerseits und hellstes Licht in Hamburg andererseits erlebt, was ärztliche Qualifikation anbelangt. Man vergleiche nur die Inhalte der beiden letztgenannten Arztbriefe! Ich war trotz der negativen Botschaft, mich erneut operieren lassen zu müssen, froh. Prof. Dr. Westphal bot mir die Perspektive, weiter leben zu können. Gedanken daran, die Operation möglicherweise nicht zu überleben, machte ich mir kaum. Gedanken machte ich mir nur darüber, dass und warum ich abermals an einen Arzt geraten war, der ein Rezidiv und dessen Operabilität sowie die dringende Notwendigkeit der baldigen Operation nicht erkannt, zumindest aber mir verschwiegen hatte! Welch großer Anzahl von Menschen mag Vergleichbares, aber mit verhängnisvollen Folgen, geschehen!? Wie groß mag bundesweit die Dunkelziffer der Fehldiagnosen mit fatalen Folgen sein? Auch deshalb mein Rat an Sie: Seien Sie kritisch, wenn Sie eine Diagnose gestellt bekommen, resignieren Sie nie!

Am 13. Oktober 1999 wurde ich zur Operation im UKE aufgenommen. Ich fuhr dieses Mal gelassen zur Klinik. Angst vor dem Eingriff hatte ich im Gegensatz zur Operation im Jahr 1989 nicht. Die Operation am Gehirn sah ich nicht mehr als besonderen Eingriff an. Schließlich sind ja auch Blinddarm-Operationen Eingriffe ins Körperinnere. Das Gehirn liegt dem Empfinden lediglich gefühlsmäßig näher. Sachlich also kein Grund zu emotionaler Überempfindlichkeit.

Auf dem Flur der Station fand ich verschiedenste Lektüre, unter anderem ein Faltblatt über Lance Armstrong, den mehrfachen Gewinner der Tour de France. Er war einige Jahre zuvor an Hodenkrebs erkrankt, und Überlebenschancen wurden ihm nicht eingeräumt. Doch er besiegte den Krebs und gewann zuletzt vor wenigen Wochen wieder die Tour. Aus seinem Fall schlussfolgerte ich für mich und lege Ihnen diese Überzeugung ans Herz: Das *Können,* bei der Diagnose Krebs zu überleben, ist untrennbar mit dem unbändigen *Wollen* verbunden! Armstrongs Beispiel motivierte mich, meinen Überlebenskampf in jedem Fall weiterzuführen, denn es ist ja, das wissen wir, erwiesenermaßen möglich, Krebs zu besiegen. Ich denke oft daran, und das hilft mir, gelegentlich aufkommende Zweifel am Gelingen meines Vorhabens zu zerstreuen.

Prof. Westphal erklärte mir, er werde die Operationsnarbe des Jahres 1989 wieder verwenden. Zudem sei die Operationstechnik im Vergleich zur ersten Operation vor einem Jahrzehnt so weit fortgeschritten, dass nicht alle Haare abrasiert werden müssten, sondern nur im unmittelbaren Areal um den zu eröffnenden Bereich herum. Also würde ich dieses Mal um eine Perücke herumkommen!

Am folgenden Tag wurde ich operiert. Nachdem eine Einstiegsöffnung in den Schädel gefräst worden war, sägte Prof.

Westphal einen kleinen Knochendeckel frei, eröffnete die Hirnhaut und gelangte in den Bereich der Voroperation von 1989. Der neue Tumor wurde erkennbar, etwa eineinhalb Zentimeter im Durchmesser, in seinem Oberflächenumfang dargestellt und schließlich insgesamt herausoperiert. Der Schädelknochen wurde rekonstruiert und anschließend die Wunde darüber schichtweise verschlossen.

Schon Monate vor der Operation hatten meine Eltern und ich ihren Umzug nach Stade vorbereitet. Mit dem Spediteur hatten sie, ohne es wissen zu können, ausgerechnet den 14. Oktober, den Tag, welcher mein Operationstag werden sollte, als Umzugstag vereinbart. Nicht auszudenken, was in ihnen und in meiner Familie vorgegangen wäre, wenn ich die Operation nicht überlebt hätte, sie womöglich während der Fahrt von Uslar nach Stade von meinem denkbaren Tod während oder nach der Operation erfahren hätten!

Der aus der Untersuchung zweier kirschkerngroßer Gewebeproben resultierende bioptische Befund besagte, es handele sich um ein Oligoastrozytom, »schon WHO-Grad III«. Ich hatte mir eine erfreulichere Nachricht gewünscht, nämlich einen niedrigeren Malignitätsgrad. Aber auch mit diesem Befund musste ich leben. Die folgenden Tage im UKE dienten primär der Mobilisierung meines linken Beines. Da ich statistisch gesehen schon längst nicht mehr leben durfte, stellte Prof. Dr. Westphal mich gelegentlich Medizinstudenten vor, denen ich meine Lebensgeschichte samt meinen Erfahrungen mit Ärzten gern schilderte. An einem Vormittag kamen mir eine junge Assistenzärztin und drei Studenten auf dem Flur entgegen. Auf ihre Frage, ob ich den Studenten einen Rat geben könne, sagte ich den angehenden Medizinern mit einer Mischung aus Humor und Ironie: »Trauen Sie nie einem Neurologen allein, benutzen Sie auch Ihren Verstand!« Die drei schmunzelten. Ich hatte – zu kurz gedacht – auf der Neurochirurgischen Station nur Neurochirurgen vermutet. Die Ärztin aber war Neurologin!

Am übernächsten Tag, einem Sonntag, bekam ich Besuch von Tina und Ulf aus Malente. Sie nahmen seit unserer Südafrika-Rundreise großen Anteil an meinem weiteren Werdegang. Wir saßen in meinem Zimmer und unterhielten uns, als Prof. Westphal das Zimmer betrat. Er trug Turnschuhe, Jeans und Pullover. Zunächst begrüßte er meine Besucher, wobei er sich mit »Westphal« vorstellte. Als er mich begrüßen wollte, stand ich auf und sagte: »Guten Morgen, Herr Professor!« Tina und Ulf zuckten etwas zusammen. Sie hatten, wie sie mir später sagten, nicht erwartet, dass ein Professor der Medizin so locker auftreten, menschlich sympathisch in seinem Verhalten und Wesen gleichermaßen sein könnte. Eine wertvolle Erfahrung auch für sie, da sie beide im medizinischen Bereich tätig sind: Tina in einem Krankenhaus in Bad Malente, Ulf als Physiotherapeut im Olympiastützpunkt in Hamburg.

Prof. Westphal kündigte an, dass ich in zwei Tagen, am 22. Oktober 1999, entlassen werde. Schon acht Tage nach der Operation durfte ich also nach Hause! Gemessen an der Schwierigkeit der Operation war das überraschend schnell. Im abschließenden Gespräch fragte ich ihn, was ich denn in Zukunft tun könne, um einem erneuten Rezidiv vorzubeugen. »Denken Sie nur an sich!«, antwortete er. Dies verstand ich nicht als Aufforderung zum Egoismus, aber als gut gemeinten Rat, mich um mich zu kümmern und mich nicht für Dritte aufzuopfern, Nebensächliches beiseite zu lassen. Vielleicht sollte ich versuchen, jedem Tag die Chance zu geben, der schönste meines Lebens zu werden!? Das allerdings ist mehr theoretischer Natur als praktikabel. Berufliche, familiäre und sonstige Verpflichtungen, wie beispielsweise physiotherapeutische Behandlungen und die Wahrnehmung ergänzender Therapien, begrenzen den mir zur Verfügung stehenden Zeitrahmen naturgemäß von selbst.

Außerdem legte Prof. Westphal mir ans Herz, koffeinhaltigen Kaffee, Alkohol und Schokolade(!) zu meiden. Ebenso wichtig sei es aber auch, ausreichend Schlaf zu bekommen. All dies war leichter, als nur an mich zu denken. Es fällt mir seitdem keineswegs schwer die gesunde Lebensweise einzuhalten – im Gegenteil. Ich will ja und muss den Tumor besiegen, einen nochmaligen Krampf vermeiden und mein Immunsystem stark halten, und damit bin ich bis heute erfolgreich.

Unglaublich

Erleichtert verließ ich die Neurochirurgie des UKE und fuhr mit Gaby zurück nach Stade. Das Rezidiv war komplett entfernt, ich hatte keine nennenswerten neurologischen Defizite, und von Prof. Westphal hatte ich mich verabschiedet in dem Wissen, in ihm einen Arzt, eine Kapazität und Menschen zugleich gefunden zu haben, der jederzeit für mich Ansprechpartner sein würde, wenn nötig.

Fortan begab ich mich in größer werdenden Abständen zur medizinischen Betreuung beim Professor für Neurologie Dr. Emskötter in Hamburg, bei dem ich mich gut aufgehoben fühle.

Mir kam die Idee – warum, weiß ich nicht –, die Richtigkeit der Kontrollbefundberichte der vergangenen Jahre zu überprüfen. Ich hatte jedenfalls ein wie auch immer geartetes, ungutes Gefühl, obgleich ich nicht sagen kann, woher und weshalb. Deshalb besorgte ich mir die Befundberichte, die ich nicht schon nachrichtlich erhalten hatte, wissend, dass nur kritische Menschen etwas verändern oder vorankommen können. Nur lebendige Fische sind in der Lage gegen den Strom zu schwimmen (s.o.). Zufriedene, bequeme Menschen indes bewegen in aller Regel nichts. Für mich war es ohnehin schon über Jahre hinweg aus verschiedensten Erfahrungen im Verwandten- und Bekanntenkreis ein Rätsel, weshalb man gegenüber Ärzten oftmals so unkritisch ist. Das noch aus preußischer Zeit tradierte und Vielen immanente Wesen, sich der Obrigkeit in ihren vielfältigen Erscheinungsformen zu unterwerfen, nimmt zwar nach meiner Überzeugung glücklicherweise gegenüber Verwaltungsbehörden langsam, aber stetig ab. Ziemlich unangetastet jedoch scheint mir nach wie vor die Stellung der Ärzte. Man glaubt ihnen rundweg und nimmt lieber eigene Nachteile in Kauf, als sich – auf welche Weise auch immer – zur Wehr zu setzen. Sollte ich eines Tages, das nahm ich mir schon damals vor, meinen Richterberuf nicht mehr ausüben können oder wollen, könnte der Beruf des Rechtsanwalts, der sich für die Rechte der Patienten einsetzt, eine erstrebenswerte Tätigkeit sein.

Ich fand, als hätte ich es geahnt und befürchtet, den Bericht des Radiologen vom 28. Januar *1991*, in dem es unter anderem hcißt:

»Im Vergleich zu den letzten Voraufnahmen ... zeigt sich ... eine Größenzunahme der liquorintensiven Areale ....Es ist also eine gewisse Progredienz in Richtung Scheitel zu konstatieren. Der Patient ist über diesen Befund nicht unterrichtet.«

Schockiert war ich, hatte sich mein Verdacht doch bestätigt! Nachdem ich alle ärztlichen Fehlleistungen in den vergangenen gut zehn Jahren noch als fahrlässig eingestuft hatte, wusste ich nun um vorsätzliche Falschunterrichtung durch Verschweigen des objektiven Befunds. Dieser Arzt hatte mich schon 1991 in trügerischer Gewissheit gelassen! Gleichzeitig hatte er es – unbewusst – geschafft, mich davon abzuhalten, nach weiteren, gegebenenfalls alternativen, ergänzenden

Therapiemöglichkeiten, wie zum Beispiel Immuntherapien, zu suchen.

Ich habe davon abgesehen, den Radiologen wegen Körperverletzung durch Unterlassen anzuzeigen. Der Kausalitätsbeweis, also der Nachweis der Ursächlichkeit zwischen seinem Verschweigen und einer Verschlechterung meines Krankheitsbilds wäre äußerst schwer, wenn nicht gar unmöglich geworden. Immerhin muss ich aber davon ausgehen, dass infolge der Verheimlichung der Tatsachen auch die folgenden Befundberichte über fast ein Jahrzehnt hinweg »geschönt« waren. Hierfür spricht nicht zuletzt das aufgetretene, im Oktober 1999 operierte Rezidiv. Nicht auszudenken: Wäre der Arzt seinerzeit ehrlich gewesen, hätte ich vielleicht das Auftreten des Rezidivs durch Inanspruchnahme von Immuntherapien oder Ähnlichem verhindern, zumindest aber hinauszögern können! Hätten die gesundheitlichen Probleme, die auf mich noch zukommen sollten, möglicherweise vermieden werden können? Unvorstellbar, welche Konsequenzen diese grobe Fehlleistung vielleicht noch würde haben können oder gar schon gehabt hatte!

Unterstützende Therapieformen

Ich war noch einige Wochen dienstunfähig krankgeschrieben, musste vor allem wieder zu Kräften kommen. Weihnachten und Silvester verbrachten wir in Ruhe im Kreis der Familie, dankbar, dass wir alle zusammen sein konnten. Ich musste aber mit Beginn des neuen Jahres alles daran setzen, mich dem Tumor noch mehr zur Wehr zu setzen, weiterhin wachsam bleiben. Es musste ergänzende Therapieformen geben, die mich in meinem Kampf unterstützen können.

Psychoneuroimmunologie

Aus meinen zu großen Teilen leidvollen Erfahrungen mit Ärzten hatte ich gelernt, vorrangig selbst für mein weiteres Wohlergehen zu sorgen. Zugegebenermaßen konnte und will ich auch heute meiner Hausärztin, die mich unterstützt, wo sie kann, nicht zumuten, sich das Wissen in einer solch speziellen Erkrankungsthematik anzueignen, das ich nach zig Stunden, besser wohl: vielen, vielen Tagen des Suchens und Forschens erlangt habe.

Ich beschäftigte mich mit dem weiten Feld der Psychoneuroimmunologie. In dieser Fachrichtung forschen unter anderem Mediziner, Krebsforscher und Psychologen. Es handelt sich um ein nach meiner Überzeugung immer wichtiger werdendes Gebiet. Man versucht die Frage zu beantworten, was die Seele des Menschen, also seine Gedanken, sein Verhalten und sein Wesen mit dem Immunsystem zu tun haben. Über viele Jahrhunderte hinweg war der so genannte »Leib-Seele-Dualismus« des französischen Naturwissenschaftlers René Descartes Basis der Medizinphilosophie. Danach hatten Krankheiten ihre Ursache allein in Entgleisungen und Fehlentwicklungen auf der stofflichen Ebene, und zwar unabhängig vom Bewusstsein. Wenngleich Krankheitsentstehung, stoffliche Ebene und Bewusstsein im selben Körper ihren Platz haben, so geschieht sie Descartes zufolge völlig unabhängig voneinander, ohne jegliche wie auch immer geartete Verbindung. Das Immunsystem arbeitet danach total autonom, unbeeinflusst durch Gefühle und Gedanken.

Doch mittlerweile gilt als gesichert, dass das Immunsystem alles wahrnimmt, was im Gehirn vor sich geht. Ob Glück, Unwohlsein, Stress, Überforderung, Zweifel, Depression – jede psychisch beschreibbare Situation hat direkten Einfluss auf die Zellen des Immunsystems. Diese wiederum reagieren darauf in spezifischer Weise, entweder mit Stärkung oder Schwächung. Botenstoffe, vom Gehirn produziert, übermitteln diese Informationen an die Immunzellen und werden dort aufgenommen. Eine deprimierte oder verzweifelte Gemütsverfassung, zum Beispiel eines an Krebs Erkrankten, setzt entsprechende Botenstoffe frei, die die jeweiligen Zellen des Immunsystems deprimieren. Inzwischen gibt es jedoch auch schon Erkenntnisse, wonach Immunzellen selbst die Fähigkeit besitzen, diese – negativen – Botenstoffe zu produzieren. Selbst Magen, Darm und Nieren können Botenstoffe freisetzen. Daher ist der im

Volksmund gebräuchliche Satz »Das ist mir auf den Magen geschlagen« aus psychoneuroimmunologischer Sicht mehr als gehaltvoll. In der Neuropharmakologie ist inzwischen von »bodymind« (Körpergeist) die Rede. Unsere Gefühle haben danach großen Einfluss auf die Entstehung oder Nichtentstehung einer Krankheit.

Nun mögen diese Erkenntnisse allesamt völlig neu erscheinen, und das mag für die wissenschaftliche Begründung im Detail zwar gelten. Doch schon Seneca schrieb in seinem Brief »Der Weise und die Krankheiten«:

> *»Zum Heilmittel werden sittlich orientierte Tröstungen, und was immer die Seele aufgerichtet hat, nützt auch dem Körper ...«*

Nachdem ich von diesen Entwicklungen Kenntnis erlangt hatte, stellte ich mir schon bald nach der Operation die Aufgabe zu erforschen, welche negativen Einflüsse zur Entstehung meines Tumors geführt haben könnten. Darüber hinaus aber wollte ich vor allem versuchen, ausgehend vom aktuellen Zustand, mit Hilfe der Psychoneuroimmunologie weitestgehend negative, das Immunsystem ungünstig beeinflussende Faktoren zu vermeiden und positiven Einfluss zu nehmen. Auch das Unterdrücken von Gefühlen könnte negative Auswirkungen auf das Immunsystem haben, denn Gefühle sind nach den neuesten Erkenntnissen als Bindeglied zwischen Körper und Seele anzusehen.

In einer etwas abgewandelten Form ging ich für mich von einer Art Selbst-Therapie aus, wobei meine eigene Fantasie die Tabletten und den Arzt nicht ersetzen, zumindest aber seine Therapie hätten unterstützen sollen, wenn ich denn von einem Arzt bei meinem Kampf gegen den Krebs über die Jahre hinweg kontinuierlich unterstützt worden wäre. Ich hatte aber gemerkt, dass ich allein auf weiter Flur stand. Entweder war ich aus rein statistischen Gründen ohnehin abzuschreiben, und die Frage war nur, wann ich sterben müsste. Oder kein Arzt hatte Zeit, den Aufwand in zeitlicher Hinsicht zu betreiben, den ich mir selbst abverlangen musste, was ich in gewisser Weise auch verstehe.

Konkret ausgedrückt: Ich hatte mir vorgenommen, durch Fantasie zur Selbstheilung zu gelangen. In Anlehnung an einen namhaften Krebsforscher wollte ich das Problem und den Kern der Erkrankung durch starke, überzeugende Bilder, welche die verborgene Kraft des Unterbewusstseins wecken, visualisieren und den Tumor durch meine Vorstellungskraft besiegen. Diese auch kognitive Verhaltenstherapie genannte Methode ist leicht zu erlernen. Sie ist anwendbar auf jede Art von Erkrankung und in jedem Stadium, vor allem der Krebserkrankung. Große Hilfe bot mir dabei eine Fülle von Literatur, die auch Sie in jeder guten Buchhandlung erhalten können.

Ich stelle mir die meinem Immunsystem entspringenden Killerzellen millionenfach vor, jede für sich mit einer einem Haifisch ähnlichen äußeren Form, haifischzahnscharfen und spitzen Zähnen. In einer Flosse halten sie zudem jeweils einen Speer. Mit diesen spitzen Waffen machen sich die Killerzellen im Gehirn auf die Suche nach entarteten Zellen, stechen in diese hinein und fressen die derart geschädigten und in ihrer Abwehr geschwächten Krebszellen auf. Ich möchte diese oder eine vergleichbare Vorgehensweise jedem von Ihnen empfehlen. Sie ist einfach zu erlernen. Vor allem müssen Sie fest daran glauben, den richtigen Weg in Richtung Gesundheit zu gehen! Holen Sie sich Hilfe, wenn Sie meinen, Sie zu benötigen, aber entscheiden Sie selbst darüber, ob Sie sie annehmen. Ich praktizierte meine Visualisierungstechnik so oft wie möglich, zum Beispiel bei Fahrstuhlfahrten und auch gelegentlich, während ich dieses Buch verfasse. Angesichts der grundsätzlich negativen Prognose bei Hirntumoren ist das Mindeste, was ich von der Visualisierungstechnik erwarte, ein Bremsen des Wachstums, vielleicht ein dauerhafter Stillstand, im günstigsten Fall ein völliges Verschwinden des Tumors.

Weihrauch

Bei meiner Suche nach unterstützenden Therapie-Maßnahmen gab mir ein über Round Table bekannter Neurochirurg aus Osnabrück den Hinweis auf die Effizienz von Weihrauchharzextrakt. Dieses Medikament sei in der Schweiz zur Behandlung rheumatoider Arthritis registriert und rezeptfrei erhältlich. Ich rief daraufhin einen – wiederum über Round Table – bekannten Apotheker aus Burgdorf im Emmental in der Schweiz an, der mir Informationen per Post zuschickte. Weihrauch, auch als H 15 bekannt, ist ein ayurvedisches Heilmittel aus dem Harz der Weihrauchpflanze *Boswellia serrata*. Diese Heilpflanze wird seit Jahrhunderten geschätzt und bis heute im traditionellen Medizinsystem Ayurveda (wörtlich übersetzt: »Wissenschaft des Lebens«) verwendet. Es gibt ein spezielles Herstellungsverfahren zum Heilmittel »Olibanum extractum siccum«. Studien bzw. kontrollierte klinisch wissenschaftliche Untersuchungen gibt es inzwischen für die chronische Polyarthritis und die Hirntumore Astrozytom sowie Glioblastom.

Ich muss gestehen, dass das eigenständige Forschen nach bislang Unbekanntem – Dingen, die mir helfen sollten –, für mich äußerst faszinierend war, bewegte ich mich doch als Laie auf einem Terrain, auf dem man sich gemeinhin mehr oder weniger ausschließlich auf das Wissen der Ärzte verlässt! So fand ich heraus, dass beim Astrozytom eine übermäßige Bildung von Leukotrienen (eine bestimmte Art von Entzündungsmediatoren) für ein Andauern des Entzündungsmechanismus sorgt, der sich deshalb verselbständigt. Beim Hirntumor fördern die Leukotrienen sowohl die Entstehung so genannter peritumoraler Hirnödeme als auch das Wachstum des Tumors selbst. Einem Professor für Pharmakologie, Toxikologie und Naturheilkunde ist der Nachweis gelungen, dass die Weihrauchwirkstoffe die Blut-Hirn-Schranke überwinden und im Gehirn selbst eine spezifisch hemmende Wirkung entfalten können. Er teilte mir diesbezüglich im Februar 2000 mit, dass Weihrauchharzextrakt das perifokale Ödem bei Patienten unter anderem mit einem Astrozytom Grad III weitaus effizienter zu reduzieren vermag als das Standardpräparat Fortecortin. Daraus resultiere zum einen eine deutliche Verbesserung neurologischer Symptomatiken, zum anderen werde das Tumorzellwachstum gehemmt. Es gebe Gliom-Patienten, bei denen die Gabe von Weihrauchharzextrakt offensichtlich einen Wachstumsarrest des Tumors herbeigeführt habe, der in einigen Fällen schon mehr als drei Jahre bestehe. Zweifelsohne gebe es auch Einzelfälle, bei denen unter alleiniger Therapie mit Weihrauchkapseln maligne Astrozytome zurückgegangen und gegenwärtig nicht mehr nachweisbar seien!

Während meiner Nachforschungen stellte ich mir natürlich die Frage, weshalb viele Ärzte den Weihrauchharzextrakt H 15 als Medikament (Naturheilmittel) nicht kennen. Ich stieß auf folgende Mitteilung der Ayurmedica GmbH & Co.KG:

»H 15 ist derzeit noch nicht in Deutschland zugelassen, obwohl schon seit längerer Zeit ein Antrag mit den notwendigen wissenschaftlichen Unterlagen ... der Arzneimittelbehörde vorliegt. Der Grund: Die Behörde hat H 15 (und somit Weihrauch) überraschend von einem »bekannten« zu einem »unbekannten« Heilmittel »gemacht« und verlangt jetzt sehr viel aufwendigere und teurere Untersuchungen als für andere traditionelle Heilmittel. Außerdem muss für jeden neuen Anwendungsbereich ein neuer, entsprechend aufwendiger Zulassungsantrag gestellt werden ...«

Ein Schelm, wer Böses dabei und an Einflussnahme durch die Pharmaindustrie dächte, wobei der erfolgreichen Einflussnahme die Beeinflussbarkeit – namentlich die Bereitschaft, sich beeinflussen zu lassen, – **korrespondiert! Stellen Sie sich die Reaktion der Pharmaindustrie vor, wenn das Naturheilmittel H15 das Standardpräparat zur Entödemisierung ablösen würde!**

Jedenfalls begann ich sofort mit der Einnahme der Weihrauchkapseln in der Hoffnung, damit erneut einen – wenn auch vielleicht nur winzigen – Teilerfolg im Kampf gegen den Tumor und die Prognosen der Ärzte zu erringen.

Dendritische Zelltherapie

Ende Januar 2000 bekam ich den Anruf eines Bekannten aus Göttingen, des Rechtsanwalts und Notars Harald Kropp. Ich kenne ihn aus meiner Referendarzeit, in der er in einem Verfahren Strafverteidiger und ich Sitzungsvertreter der Staatsanwaltschaft war. Seither verbinden uns regelmäßige telefonische, aber auch Besuchskontakte. Er erkundigte sich nach meinem Befinden. Ich sagte ihm, dass ich recht zufrieden sei, insbesondere mit dem Verlauf der Operation. Andererseits sei der histologische Befund nicht unbedingt erfreulich. Harald gab mir daraufhin den Rat, mich an einen Arzt in Duderstadt zu wenden, für den er vor kurzem einen Gesellschaftsvertrag entworfen habe: Den praktizierenden Frauenarzt Dr. rer. nat Thomas Neßelhut. Als Betreiber eines Instituts für Tumorforschung behandele er Krebskranke mit einer speziellen Immuntherapie, der so genannten Dendritischen Zelltherapie.

Mehrere Male telefonierte ich mit Dr. Neßelhut und ließ mich informieren über Risiken, Erfolgsaussichten, Erfahrungen mit seiner Therapie im Allgemeinen, besonders aber bei Hirntumor-Patienten. Er war stets sehr geduldig, hörte mir zu, auch wenn ich Fragen, lediglich in Nuancen abgewandelt, wiederholt stellte. Vor allen Dingen interessierten mich etwaige Nebenwirkungen der Therapie. Diese gebe es grundsätzlich nicht, versicherte mir Dr. Neßelhut. Es sei allenfalls denkbar, dass ich nach Erhalt der Spritze

Schüttelfrost und Fieber bekäme, eine letztlich aber erwünschte Reaktion des Immunsystems. Er ermutigte mich, die Therapie zu beginnen.

Einziger Nachteil dabei war die lange Fahrtstrecke und die damit verbundene Abwesenheit von meiner Familie und dem Gericht. Etwa vier Stunden pro Strecke mit Bus, Bahn und zum Teil auch Taxi. Am 14. März 2000 fuhr ich zum ersten Mal nach Duderstadt. In dieser verträumten Stadt im Eichsfeld, die seit der Grenzöffnung etwas zum Leben erwacht ist und zahlreiche prachtvolle Fachwerkbauten aufweist, sollte möglicherweise mein Retter im Kampf gegen den Krebs praktizieren!? In der Hinterstraße 53 angekommen, drückte ich die schwere Holzeingangstür zu dem altrosa verputzten Altbau auf. Es eröffnete sich mir eine moderne Praxiswelt. Doch am beeindruckendsten war die Tatsache, dass im Wartezimmer dieser Frauenarztpraxis an diesem Tag mehr Männer als Frauen saßen. Wie mir später klar wurde, handelte es sich um Krebspatienten, die zu Dr. Neßelhut kamen, und zwar aus aller Welt. Vier oder fünf Arzthelferinnen vorwiegend im Empfangsbereich verrichteten ihre Arbeit, teils in hektischer Betriebsamkeit. Sie sind immer freundlich und zuvorkommend, lassen die etwaige, durch die Krebserkrankung bedingt trübe Seelenverfassung in Vergessenheit geraten.

Eine alte Holztreppe führt in den ersten Stock, in dem sich das Labor befindet. Weit mehr als zehn Bedienstete, unter ihnen Biologen, bringen Tag für Tag die Forschung Stück für Stück voran. Beim Betreten der Treppe reagiert jede einzelne Stufe mit einem Knarren, das einem alten Kriminalfilm – ich denke zum Beispiel an die Miss-Marple-Krimis – gut zu Gesicht stünde.

Recht bald wurde ich in eines der beiden Behandlungszimmer gebeten. Ich wartete einige Minuten, bis Dr. Neßelhut erschien: Ein auf den ersten Blick sympathischer Mann, ein väterlicher Typ, Bart- und Brillenträger, begrüßte mich und fragte mich zunächst nach meinem Befinden. Sodann erklärte er mir die DC- (dendritic cells) Therapie ausführlich in etwa wie folgt: Das Karzinom stelle eine bösartige Geschwulst mit einem sich grundsätzlich rasch ausbreitenden Wachstum dar. Für mich vorteilhaft sei, dass Hirntumore keine Tochtergeschwülste (Metastasen) bilden. Bei diesen Konstellationen könnten durch die herkömmlichen Behandlungsmethoden, wie chirurgische Tumorentfernung, Radio-, Chemo- und Hormontherapie, nicht ausreichende Behandlungserfolge erzielt werden. Angesichts der Tatsache, dass die Heilungsraten insgesamt nicht befriedigend sind, dies gelte vor allem bei fortgeschrittenen Stadien, rücke die Notwendigkeit in den Vordergrund, neue Therapieformen zu entwickeln.

Die Immuntherapie stellt einen vielversprechenden, innovativen Ansatz dar. Neuere Forschungsergebnisse aus den letzten Jahren haben gezeigt, daß die so genannten »dendritischen Zellen« geeignete Aktivatoren für eine Immunantwort bzw. für eine Anti-Tumorantwort sind. Derartige dendritische Zellen lassen sich aus den eigenen Blutzellen im Labor in größerer Zahl herstellen und dann mit körpereigenen Tumorzellen stimulieren (»primen«). Aus diesen Zellen wird danach ein zellulärer Impfstoff hergestellt, welcher das Immunsystem speziell gegen den Tumor aktivieren kann. Die durch die Tumorzellen »geschulten« dendritischen Zellen werden zur Impfung (durch Injektion in die Haut) in den Körper zurückgegeben. Über Blut- und

Lymphbahnen gelangen die dendritischen Zellen zum einen in die Lymphknoten, um dort eine Immunantwort in Gang zu setzen. Zum anderen erreichen sie weitere Orte, an denen sich Tumorzellen befinden, und können diese dort eventuell zerstören.

Dr. Neßelhut erklärte, mir werde dann vor jeder Impfung Blut entnommen (etwa hundertzwanzig bis zweihundert Milliliter), aus dem innerhalb von sieben Tagen Millionen von dendritischen Zellen hergestellt würden. Die Blutentnahme und die nach sieben Tagen erfolgende Impfung würden zunächst viermal durchgeführt. Wir müssten dabei beachten, dass die Blutabnahme bis spätestens dreizehn Uhr erfolgte, und dass die Impfung frühestens ab zwölf Uhr erfolgen dürfe. Danach sollte ich möglichst ruhen. Nachts und in Ruhephasen sei nämlich der Corticoid-Spiegel niedriger, so dass Immunreaktionen gefördert werden.

Das zu verwendende Tumorgewebe müsse nach der Operation auf Trockeneis gelagert worden sein. Andere Arten der Aufbewahrung würden die Eignung des Gewebes entfallen lassen. Wenn *kein* körpereigenes Tumorgewebe mehr vorliege, so dass das oben angeführte »priming« meiner dendritischen Zellen nicht mehr erfolgen könne, gebe es eine Alternative, so genannte ungeprimete dendritische Zellen. Die von ihm bislang durchgeführten Behandlungen hätten gezeigt, dass diese »ungeprimeten« dendritischen Zellen ebenfalls eine spezifische Immunantwort hervorrufen können. Dies gelte insbesondere dann, wenn die Möglichkeit der intratumoralen Applikation besteht. Dies sei allerdings bei Hirntumoren bislang nicht möglich. Ich solle aber in jedem Falle zuversichtlich sein. Die Zeit arbeite für mich, und die Forschung in der Tumortherapie gehe zügig voran.

Die DC-Therapie werde bereits in mehreren Kliniken eingesetzt, in Deutschland und der Schweiz konnten bereits erste Therapieerfolge erzielt werden. Dennoch befinde sich diese Form der Tumorbehandlung noch in verschiedenen Studienphasen, welche prüfen sollen, ob mit der Methode tatsächlich eine Tumorrückbildung erzielt werden kann. Es bestünden jedoch ausreichend Anhaltspunkte für eine Wirksamkeit auch bei Hirntumoren.

Die bei diesem Verfahren zu erwartenden Belastungen und Nebenwirkungen stufte Dr. Neßelhut als gering ein. Mögliche Abwehrreaktionen im Sinne einer Allergie, Autoimmunreaktion oder andere auftretende Beschwerden sollte ich ihm sofort mitteilen. Namentlich ein Tumorschmerz könne für ein Ansprechen der Impfung sprechen. Vorübergehende Gelenkschmerzen und Gelenkrheumatismus kämen sehr selten vor, seien aber nicht auszuschließen. Ein allergischer Schock könne theoretisch ebenfalls eintreten, sei jedoch erst ein Mal beobachtet worden. Aber auch eine Stimulation des Tumorwachstums könne er theoretisch nicht ausschließen. Ein solches Ereignis sei bislang jedoch nicht beobachtet worden.

Ich willigte in die Therapie ein. Dieser Arzt hatte mein volles Vertrauen gewonnen. Als wäre ich sein einziger Patient, sprach er mit mir in Ruhe alle Probleme, die ich anriss, durch. Das galt und gilt übrigens bis heute, also über einen Zeitraum von mehr als drei Jahren. Es ist keine Seltenheit, dass während unserer Gespräche die eine oder andere Arzthelferin die Tür öffnet und den diskreten Hinweis gibt, dass noch weitere Patienten vor allem auch seiner Frauenarztpraxis behandelt werden möchten. Doch Dr. Neßelhut entlässt mich stets erst dann, wenn ich keine Fragen mehr habe und er sich dessen auch sicher ist. Da er sich den anderen Krebspatienten in derselben Form zuwendet, verwundert es nicht, dass er seine Vormittagssprechstunde oft erst gegen fünfzehn Uhr beenden kann und nach kurzer Pause die Nachmittagssprechstunde beginnt. Anrufe, die er tagsüber infolge seiner Arbeitsbelastung nicht annehmen kann, arbeitet er am Abend durch Rückrufe ab.

Ich gab an diesem Tag noch Blut ab, das in einer Woche gereift, mit meinen körpereigenen Tumorzellen angereichert und spritzentauglich sein sollte.

Dringend muss ich Ihnen ans Herz legen darauf zu bestehen, dass Ihr *Tumorgewebe* nach der Operation *auf* – wie bereits ausgeführt – *Trockeneis konserviert* wird! Denn nur dann ist es für die DC-Therapie verwendbar, und Sie haben die Möglichkeit, falls Ihr Tumor durch Operation nicht vollständig entfernt werden kann, die DC-Therapie in Anspruch zu nehmen. Bestehen Sie also auf der Aufbewahrungsform »Trockeneis«, Sie haben ein Recht darauf!

Eine Woche später, am 21. März 2000, war ich wieder bei Dr. Neßelhut. Ich bekam – voller Hoffnung – die erste DC-Spritze. Sie wurde intradermal, also in die Haut, injiziert. Eine schmerzhafte Angelegenheit, da gerade in der Haut die empfindlichen Nerven verlaufen. Und für den Arzt eine anstrengende Angelegenheit: Nur unter großer Kraftanstrengung gelang es ihm, die dreißig Milliliter aus der Spritze herauszudrücken; meine Haut wölbte sich. Es bedurfte eines zweiten Einstichs, die Ausdehnungsbereitschaft der Haut um die erste Einstichstelle herum war nach zwanzig Millilitern erschöpft. Anschließend noch die Injektion einer Ampulle Roferon. Das war er, der Beginn meiner DC-

Therapie. Danach schnell mit dem Taxi nach Göttingen, um den einen der beiden stündlich gen Norden verkehrenden ICE zu erreichen, der in Hamburg-Harburg hält, wo ich nach Stade umsteigen muss. Ich wollte zu Hause sein, bevor das Fieber einsetzte. Wenige Minuten vor Abfahrt des ICE kam ich in Göttingen an, erreichte den Zug und war deshalb viereinhalb Stunden nach Verlassen der Arztpraxis in Stade. Ich konnte gerade noch mit meiner Familie das Abendessen einnehmen, bevor das Fieber einsetzte. Schüttelfrost und 39,6 Grad waren bald erreicht. Das Immunsystem reagierte also – das, was beabsichtigt war. Nie zuvor hatte ich mich über Fieber gefreut!

Inzwischen hat die DC-Therapie auch schon die Justiz beschäftigt. Das Verwaltungsgericht Lüneburg gab mit Urteil vom 12. November 2003 (Az. 1 A 92/03) einer an Krebs erkrankten niedersächsischen Landesbeamtin Recht, die Beihilfe für die DC-Therapie begehrte. Zwar sei die DC-Therapie noch nicht wissenschaftlich allgemein anerkannt, doch komme die Anerkennung der Therapie als notwendig und damit beihilfefähig dann in Betracht, wenn sich eine wissenschaftlich allgemein anerkannte Methode für die Behandlung einer bestimmten Krankheit noch nicht herausgebildet hat, wenn im Einzelfall das anerkannte Heilverfahren nicht angewendet werden darf oder wenn ein solches bereits ohne Erfolg eingesetzt worden ist. Außerdem, so das Gericht, müsse nach dem gegenwärtigen Stand der Wissenschaft davon ausgegangen werden können, dass die noch nicht allgemein anerkannte Behandlungsmethode (hier: die DC-Therapie) nach einer medizinischen Erprobungsphase noch wissenschaftlich anerkannt werden kann. Einen solchen Ausnahmefall bejahte das Gericht.

In den ersten beiden Jahren der DC-Therapie übernachtete ich gelegentlich, wenn ich am nächsten Tag frühmorgens einen Termin in Duderstadt hatte, bei einem Freund aus der Zeit meiner ersten Ausbildung im gehobenen Dienst und dessen Familie in Göttingen. Er war stets zu Späßen aufgelegt, und uns verbanden mehr oder weniger regelmäßige Telefon- und Besuchskontakte. Zuletzt hatten seine und meine Familie im Mai 2001 meinen Geburtstag gefeiert. Ich kannte ihn seit 1985. Schon damals war er Raucher gewesen. Er ist im Herbst 2002 an Lungenkrebs gestorben, hatte sich reinen Schulmedizinern ausgeliefert und als Therapieformen Chemo- und Strahlentherapie, nicht die DC-Therapie gewählt.

Am 4. September 2001 stellte ich mich mit neuen MRT-Aufnahmen bei Prof. Westphal vor. Er beurteilte diese wie folgt:

»... auf allen zu vergleichenden Ebenen festgestellt, dass die Tumormorphologie und auch das Kontrastmittelverhalten sich in keiner Weise geändert haben, so dass wir also von einem stabilen derzeitigen Zustand ausgehen können. ....und so werden Sie sich wahrscheinlich in sechs Monaten wieder bei mir melden, es sei denn, es tritt ein unvorhergesehenes Ereignis ein oder eine Sie beunruhigende Befindlichkeitsstörung.«

Ich war damit recht zufrieden. Allerdings ergab die nächste MRT-Aufnahme, die in Göttingen auf Veranlassung Dr. Neßelhuts angefertigt wurde, einen minimalen Progress des Resttumors. Er empfahl mir daraufhin eine Strahlentherapie im Deutschen Krebsforschungszentrum (DKFZ) in Heidelberg.

DKFZ

Bevor ich mich mit dem Gedanken, mich stationär ins DKFZ zu begeben, anfreunden wollte, nahm ich im Dezember 2001 Kontakt zum Universitätsklinikum Aachen – Klinik für Neurochirurgie und Strahlentherapie (Gamma Knife Zentrum Aachen) – auf. Während ich beim Elternsprechtag unseres jüngeren Sohnes auf dem Flur des Gymnasiums Athenaeum in Stade wartete, erreichte mich der angekündigte Anruf aus Aachen: Es handele sich um einen Tumor, der nach der letzten Operation im Jahr 1999 und noch laufender Immuntherapie nur geringfügig größer geworden sei. Da der Tumor aber vom gesunden Gewebe nicht gut abgrenzbar sei, sei die Gamma-Knife-Methode nicht das Mittel der Wahl. Eine konformale Strahlentherapie sei vorzuziehen. Ich hatte große Hoffnung auf die Aachener Methode gesetzt – vergebens. Enttäuschung. Aber keine Resignation.

Nun sollte ich mich im DKFZ in Heidelberg also – zum zweiten Mal seit 1989 in Stade – bestrahlen lassen. Ich hatte damals zwar die höchstzulässige Strahlendosis von fünfzig Grey (Gy) bekommen. Aufgrund des Ablaufs von mittlerweile zehn Jahren war aber eine erneute Bestrahlung, wenn auch mit insgesamt etwas geringerer Dosis (sechsundvierzig Gy), zulässig.

Zuvor bemühte ich aber das Internet und fand Adressen in den USA, mit denen ich Kontakt aufnahm. Gemeinhin verbindet man mit den USA ja – ungeachtet mancher

Unzulänglichkeiten im dortigen Gesundheitssystem – einen hohen Stand der medizinischen Forschung. Vor allem das Loma Linda University Medical Center erschien mir prädestiniert zur Kontaktaufnahme und etwaigen Therapie. Ich bekam auf meine Anfrage hin schnell eine Antwort-Mail der Ärztin Lian Funada. Sie habe meine aktuellen MRT-Aufnahmen, die ich mit einem Paketservice in die USA geschickt hatte, dem Ärzteteam vorgestellt. Einhellige Meinung sei gewesen, dass der Standard an Strahlentherapie, den man mir dort bieten könne, sich nur unwesentlich von dem unterscheide, was man mir im DKFZ bieten könne. Jedenfalls würde der geringfügige Vorteil, den ich in den USA zu erwarten hätte, weder den finanziellen Aufwand rechtfertigen noch die Abwesenheit von meiner Familie und meinem sozialen Umfeld. Ich dürfe mich aber jederzeit erneut an sie und die dortigen Ärzte wenden, wenn ich Fragen hätte oder sie mich in sonstiger Weise unterstützen könne. Sie habe in ihrem Verwandtenkreis selbst Krebserkrankungen erlebt; gemessen daran schätze sie mich als willensstarken Menschen ein und wünsche mir viel Erfolg.

Also entschied ich mich für das DKFZ und widerwillig für eine erneute, erzwungene Abwesenheit von meiner Familie. Ich kam mir wieder wie ein »Reisender in Sachen Krankheit« vor, hatte aber keine andere Wahl. Der Arzt, bei dem ich den ersten Termin zur notwendigen Vorabbesprechung hatte, erklärte mir, dass es sinnvoll sei, zur Bestrahlung zu kommen. Wenige Wochen später fuhr ich daher abermals nach Heidelberg, nun zur stationären Aufnahme am 4. Februar 2002. Es musste zunächst eine MRT-Aufnahme gefertigt werden, auch die Kontrastmittelinjektion und das sich daran anschließende merkwürdige Gefühl – die Angst vor einer allergischen Reaktion mit unabsehbaren Folgen, in die ich aber einwilligen musste – waren unvermeidbar.

Am unangenehmsten war dann die Anfertigung der sogenannten Lagerungsmaske, auch Präzisionskopfmaske genannt: Um bei jeder Bestrahlung immer wieder exakt dieselbe Positionierung des Schädels zu gewährleisten, war eine Maske nötig. Mein Kopf, auch mein Gesicht, wurde ringsherum mit einer Art Verbandmaterial fest eingewickelt; auch unter dem Kinn entlang bis zum Halsansatz. Dieses wurde angefeuchtet und mit einer gipsartigen Masse bestrichen, damit das Material sich während des Trocknungsvorgangs noch enger an die Kopfform anpresste. Diese Masse sollte dem Scharnier Halt bieten, das notwendige Voraussetzung für die Möglichkeit des Auf- und Zuklappens der Maske war, ferner Halt für eine hakenartige Vorrichtung, mit der die Maske in einer Haltevorrichtung verankert werden sollte. Zu meiner Beruhigung blieb aber immerhin eine Öffnung für die Nasenlöcher, damit ich atmen konnte. Nach etwa dreißig Minuten war die Prozedur überstanden. Anhand der MRT-Aufnahme ermittelten die Ärzte nach sorgfältiger simulatortechnischer und computertomografischer Planung die Bereiche – nach meiner Erinnerung drei oder vier –, durch die die Strahlen in meinen Kopf eindringen sollten, und zwar aufgrund der exakten Re-Positionierung immer an denselben Stellen. Damit waren die Vorarbeiten beendet.

Die erste Bestrahlung führte mich in einen Raum, in dem schon hunderte von Gehirntumorpatienten bestrahlt worden waren und auch noch werden. In den Regalen an den Wänden sah ich zig Masken derer, die schon vor mir da gewesen waren. Unter anderem die mit Namen gekennzeichnete – wo bleibt der Datenschutz? –Maske eines Dortmunder Fußball-Bundesligaspielers, über dessen Fall die Presse berichtete. Bei wie vielen von denen die Bestrahlung wohl gewirkt haben mag? dachte ich bei mir. Ob der eine oder andere Patient auch gerettet worden ist? Fragen, die sich aufdrängten, da ich mittlerweile doch an einem Punkt angelangt war, an dem mein Kampf unbedingt Früchte tragen musste. Makaber die Vorstellung, dass all die Gehirne der Köpfe, die von diesen Masken eingezwängt gewesen waren, vielleicht aufgrund der etwaigen Unwirksamkeit der Therapie schon längst zu denken aufgehört hatten!

Ich legte mich auf eine Liege, mein Kopf kam in die fest eingehakte, unverrückbare, aufgeklappte Maske. Mit einem Riegel wurde sie verschlossen. Eine unbeschreibliche Enge fesselte meinen Kopf und presste ihn von allen Seiten zusammen, von meinem Empfinden her unerträglicher als die Beengtheit im Kernspintomografen. Jegliche Bewegung war ausgeschlossen. Zum Glück dauerte eine Bestrahlung nur etwa fünfzehn Minuten. Ich gewöhnte mich daran.

Nicht gewöhnen konnte ich mich dagegen an die Situation auf der Station und an den unpersönlichen, riesigen Betonbau. Auf der Station begegneten mir fast ausschließlich Patienten, die dem Tod ins Auge blickten, bar jeglicher Hoffnung und Zuversicht. Menschen in der Grauzone zwischen dem »Noch hier« und dem »Schon dort«. Abermals stellte ich mir, wie schon bei meiner ersten Bestrahlungsbehandlung 1989, die Frage, ob dieses Umfeld meiner Genesung oder zumindest dem angestrebten Erfolg zuträglich sein würde oder überhaupt könne. Ich verneinte dies für mich und beschloss nach einem kurzen Telefonat mit Dr. Neßelhut, die stationäre Behandlung nach einer Woche abzubrechen. Anderenfalls hätte bereits die psychische Belastung den Therapieerfolg gefährden können.

»Sapere aude!«, ein Zitat des römischen Dichters Horaz: »Wage es, dich deines eigenen Verstandes zu bedienen und weise zu sein!« Dies beherzigte ich zum wiederholten Male in Zusammenhang mit meiner Krankheitsgeschichte. Ich verließ auf eigenen Wunsch das DKFZ und wohnte die restlichen drei Wochen jeweils von Montag bis Freitag im Hotel. Lediglich für die Dauer der Bestrahlung fuhr ich ins DKFZ, an den Wochenenden nach Hause. Die übrige Zeit erlebte ich Heidelberg. Natürlich suchte ich auch den »Seppl« auf, in dem ich Einar kennen gelernt hatte, und stöberte in den Antiquariaten, die eine magische Anziehungskraft auf mich ausübten. Dort fand und erwarb ich wertvolle lateinische Bücher und Schriften.

Für mich ist es immer wieder faszinierend, wie präzise die lateinische Sprache mit deutlich weniger Worten als die deutsche (vgl. oben, »Sapere aude!«) immens viel auszusagen und an Lebenshilfen zu geben in der Lage ist. Sie beschreibt zudem Zustände, die wir auch heute tagtäglich erleben können: »Quamvis sint sub aqua, sub aqua maledicere temptant!« (Und wenn ihnen das Wasser schon bis zum Hals steht – wörtlich: sie schon unter Wasser sind –, sie hören nicht auf, mit ihren Schmähungen und Beleidigungen fortzufahren!). Wie oft begegnen wir Menschen, die ausschließlich negativ denken und reden. Mag es ihnen auch noch so schlecht gehen, sie ändern ihr Verhalten nicht, obwohl sie hinreichend Anlass hätten, Dankbarkeit und Zuversicht zu zeigen!

Die ambulante Bestrahlungsbehandlung überstand ich

recht gut, bewegte mich möglichst viel an der frischen Luft, ging auch den Philosophenweg entlang und genoss den Blick auf Heidelberg mit seinem Schloss, im Tal der Hochwasser führende Neckar. Dadurch, dass ich mich ambulant behandeln ließ, ersparte ich sowohl meiner Krankenkasse als auch dem Land (Beihilfestelle) beachtliche Kosten. Denn die Hotel- und sonstigen Kosten erreichten bei weitem nicht den Pflegesatz von über 533 Euro täglich. Umso unverständlicher für mich, dass ich gegen meinen Dienstherrn – im Ergebnis mit Erfolg – Klage vor »meinem« Verwaltungsgericht in Stade erheben musste, um die Kosten anteilig ersetzt zu bekommen. Die Beihilfevorschriften sähen in derartigen Fällen keine Leistungspflicht vor, so die formale Argumentation ...

An solchen starren Einstellungen krankt unser Gesundheitssystem nach meiner Überzeugung besonders. Statt Kosten sparendes Verhalten zu honorieren, kleben Leistungsträger förmlich an ihren Richtlinien. Dasselbe gilt bei Inanspruchnahme effizienterer als der herkömmlichen Therapien mit dem bürokratischen Hinweis darauf, dass die vom Patienten begehrte Therapie noch nicht wissenschaftlich anerkannt sei. Sollte nicht das Patientenwohl im Vordergrund stehen? Wollte man bei den seltenen Formen bösartiger Hirntumore beispielsweise darauf bestehen, dass zunächst Studien mit mehr als tausend Patienten über die DC-Therapie gelaufen sind, dann würde das zwingend den Tod unzähliger Menschen schon aufgrund des Ablaufens der Zeit bedeuten. Hierüber wird bei allem gesundheitsreformpolitischen »Flickflack« meines Wissens nicht gesprochen.

Die Kontrolluntersuchung im DKFZ am 29. April 2002 ergab

eine im kurzfristigen Verlauf vermehrte Kontrastmittelaufnahme des Oligoastrozytoms. Die Ärzte empfahlen daher zeitnahe Verlaufskontrollen.

NK/LAK-Zellen

Angesichts des doch etwas beunruhigenden Ergebnisses der letzten Untersuchung im DKFZ beriet ich mich intensiv mit Dr. Neßelhut. Er war zu meinem engsten Vertrauten im Kampf gegen den Tumor geworden und wird auch einer der wenigen bleiben, denen ich mich anvertrauen werde, sollte mein Kampf eines Tages erfolglos enden müssen. Doch Dr. Neßelhut baute mich wieder auf und erklärte mir, wir hätten »noch einige Pfeile im Köcher«. Auf die müssten wir aber erst zurückgreifen, wenn ich »mit dem Rücken zur Wand« stehen sollte. Davon könne aber gegenwärtig keine Rede sein und er gehe auch nicht davon aus, dass es so weit komme.

Eine Arbeitsgruppe, bestehend aus Dres. Neßelhut und Lorenzen, der auch im Institut für Tumortherapie beschäftigt ist, sowie Prof. Dr. Peters vom Institut für Immunologie der Universität Göttingen entwickle die DC-Therapie stets fort. Man sei auch in der Lage, im Labor die Zahl der dendritischen Zellen weiter zu erhöhen mit der Folge, dass jede Impfung effizienter werde. Ich setzte die Therapie fort. Bis heute habe ich über dreißig Mal Blut abgegeben und bin ebenso oft mit dendritischen Zellen geimpft worden.

Von der Sinnhaftigkeit der DC-Therapie überzeugt, musste ich bedrückt miterleben, dass einige Patienten die Kosten der Behandlung von ihren Kassen nicht ersetzt bekamen. Für diese Fälle schlug ich Dr. Neßelhut vor, einen

Förderverein zu gründen. Der Verein ist am 17. November 2000 ins Vereinsregister eingetragen worden. Seitdem konnten zahlreichen Patienten die Kosten für die Therapie erstattet werden.

Eine Fortentwicklung der Immuntherapie, die mir zugute kommt, ist die Impfung mit NK/LAK-Zellen. Dabei handelt es sich um natürliche Killerzellen(NK) und lymphokin-aktivierte Killerzellen (LAK). In der Vergangenheit ergaben Untersuchungen, dass mehr als siebzig Prozent der Patienten auf diese Therapie nicht reagierten, in manchen Fällen aber gab es einen Wachstumsstillstand des Tumors. Manchmal wurde auch eine Remission, also ein Verschwinden des Tumors verzeichnet. In neuerer Zeit ist die Therapie auch aufgrund aktueller Erkenntnisse über die NK-Zellen sowie verbesserter und standardisierter Zellkulturmethoden optimiert worden. Neue Studien werden durchgeführt. Dr. Neßelhut trägt der Tatsache Rechnung, dass die LAK-Zelltherapie in der biologischen Krebsbekämpfung aufgrund der beobachteten Therapieeffekte und der nachgewiesenen, Tumor tötenden Funktion der NK-Zellen in Kombination mit anderen Therapien schon immer eine wichtige Rolle gespielt hat. Er hält bereits heute einen Heilversuch mit aktivierten NK-/LAK-Zellen für begründbar und gerechtfertigt.

Mit LAK-Zellen bin ich bis heute fast zwanzig Mal geimpft worden. Insgesamt war ich also bislang fast einhundert Mal zu Therapiezwecken in Duderstadt.

Lichtblick in Bochum

Zum Ende des Jahres 2002 wartete Dr. Neßelhut mit einer angenehmen Überraschung auf: An der Universität Witten/Herdecke therapiere man Krebspatienten mit der locoregionalen Elektro-Hyperthermie (EHT). Gegebenenfalls in Verbindung mit Chemotherapie, habe diese Form der Behandlung große Erfolge. Er empfahl mir, Kontakt mit dem Institut aufzunehmen. Die Therapie in Duderstadt könne parallel dazu fortgesetzt werden.

Ich war hocherfreut. Ein unerwarteter Lichtblick? Ja, ich spürte deutlich die positive Wirkung dieser Nachricht auf meine psychische Verfassung, umso mehr, als nach Angaben Dr. Neßelhuts die EHT nahezu nebenwirkungsfrei und beliebig oft wiederholbar sein soll, im Gegensatz zur Strahlentherapie.

Man sollte sich dabei vor Augen führen, dass man schon im Altertum um die heilende Kraft des Fiebers wusste: So wird der griechische Arzt Parmenides mit den Worten zitiert: »Gib mir die Macht, Fieber zu erzeugen, und ich heile jede Krankheit!«

Meinen ersten Kontakt mit dem Institut hatte ich mit dem Arzt Hüseyin Sahinbas. Er erklärte mir am Telefon die Vorgehensweise bei der EHT und ihre Wirkung, auch sprach er über Erfolge. Nachdem ich bereits viele Ärzte kennen gelernt hatte, vermutete ich schon während des Telefonats, dass ich auch in

Herrn Sahinbas einem Menschen begegnen würde, der die Ängste und Nöte seiner Patienten ernst nimmt, sich für sie einsetzt und immer bestrebt ist, die neuesten Forschungsergebnisse für sie nutzbar zu machen.

Am 11. März 2003 fahre ich erstmals nach Bochum, voller Erwartungen und Hoffnung in die mir beschriebene, auf den ersten Eindruck plausible Therapie. Mit der Bahn nach Hamburg-Harburg, dort umsteigen in den IC direkt nach Bochum. Vom Bahnhof mit dem Taxi zum Technologiezentrum Ruhr in der Universitätsstraße. Ich nehme den von Herrn Sahinbas beschriebenen Fahrstuhl, der an der Außenwand des siebenstöckigen Glas-Betonbaus hinaufkriecht. Herrlicher Sonnenschein vermittelt beim Blick in die allmählich grün werdende Landschaft ein angenehmes Gefühl. Viel Wald und Hügel, bis an den Horizont. Wieder denke ich an Udo Lindenberg ...

Im sechsten Stock steige ich aus. Da ich noch etwas Zeit habe, trete ich aus der Tür links neben dem gläsernen Fahrstuhlschacht hinaus und gelange auf einen metallenen Gitterrost, der den Blick nach unten bis auf den Erdboden frei gibt und an den sich rechts eine Art Betonbalkon am sechsten Stockwerk entlang anschließt, vermutlich gedacht als Fluchtweg. Bei dem Blick nach unten schießen mir wieder zwangsläufig Gedanken durch den Kopf, wie einfach, unkompliziert es doch wäre, hier ein endgültiges Ende herbeizuführen.... Ich komme von diesen Überlegungen aber schnell wieder weg, weil ich mich darauf besinne, dass ich doch gerade hierher gefahren bin, um einen weiteren Schritt, wie groß auch immer, nach vorn zu machen im Kampf gegen den Krebs. Hinaus aus dem Labyrinth.

Ich komme noch rechtzeitig zu Herrn Sahinbas, dem Arzt, der für die Durchführung der locoregionalen Hyperthermie verantwortlich ist. Er trägt keinen Arztkittel. Normal legere Kleidung und ein freundliches Wesen zeichnen ihn auf den ersten Blick aus als Menschen, der zugleich Arzt ist – ein Eindruck, der sich in der Folgezeit noch mehr als bestätigen wird. Im Wartebereich des kleinen Instituts herrscht, angefangen von der Möblierung bis hin zum Obstangebot, eine Atmosphäre, die ich allen Patienten in jeder Arztpraxis wünsche, damit sie sich ungeachtet des Schweregrads ihrer Erkrankung wohl fühlen können.

Arztbesuch und sich wohl fühlen – ein Widerspruch? Keinesfalls. Ich weiß aus eigener Erfahrung, die von weitaus mehr Arztbesuchen geprägt ist als mir lieb ist, dass mit dem Betreten der Arztpraxis oder des Krankenhauses Eindrücke auf das persönliche Empfinden einwirken, die unmittelbar die Stimmung beeinflussen. Oftmals sind auch die Ausstattung des Wartebereichs und das Verhalten der Helferinnen zugleich die Visitenkarte des Arztes: Je nüchterner, kühler, unfreundlicher sie wirken, desto näher liegt die Vermutung, die ich oft bestätigt fand, dass der Empfang und die Behandlung entsprechend unpersönlich sind. Enge Bestuhlung im Wartezimmer, ausschließlich von nüchterner Zweckmäßigkeit geprägt, und fünf Umkleidekabinen beim Orthopäden, die auf Massenabfertigung schließen lassen, bewirken bei mir den Eindruck, mich in eine Patientennummernabfolge zu begeben, die mir nicht behagt. Also fühle ich mich nicht wohl und begegne dem Arzt zwangsläufig mit einer dementsprechenden Haltung. Dies stellt aus meiner Sicht keine Vorverurteilung dar, ist vielmehr die Auswirkung der auf äußerliche Reize reagierenden Psyche. Wenn mich dann der Arzt noch mit einem saloppen »Wie geht´s uns denn?« begrüßt, komme ich nicht umhin zu antworten: »Wie es Ihnen geht, weiß ich nicht, mir jedenfalls ... «

Herr Sahinbas erklärt mir das, was mir bevorsteht, trotz mehrfacher Nachfragen seelenruhig, bis ich zufrieden gestellt bin: Die locoregionale, also auf den Tumor selbst und seine nächste Umgebung begrenzte Elektro-Hyperthermie (EHT) macht sich jahrtausendealtes Wissen zunutze. Schon Hippokrates, der griechische Arzt und Philosoph, gab die Erkenntnis weiter: »Wer Krankheit nicht mit Medizin heilen kann, soll operieren. Was er nicht operieren kann, soll er mit Wärme heilen. Wer mit Wärme nicht zu heilen ist, dem ist nicht zu helfen.« Dem liegt die Erkenntnis zugrunde, dass bei Krebskranken die Wärmeregulation gestört ist. Ihre Körpertemperatur ist über den ganzen Tag hinweg nahezu keinen Schwankungen unterworfen. Menschliche Abwehrzellen sind aber je nach Körpertemperatur unterschiedlich aktiv: Je höher die Temperatur, desto aktiver die Killerzellen. Tumorzellen sind hitzeanfällig und nahezu unfähig, ihre eigene Temperatur zu regeln. Sie sterben normalerweise ab, wenn sie wärmer werden als zweiundvierzig Grad Celsius. Dies wird bei der EHT mit Wellen einer Frequenz von 13,56 MHz bewirkt. Durch die Erwärmung der Tumorregion wird das gesunde Umgebungsgewebe stärker durchblutet. Damit einher geht eine geringere Durchblutung des Tumorgewebes. Letztlich sinkt der pH-Wert der Zellen, sie werden »sauer«. Die Tumorzelle stirbt in der Regel ab. Der veränderte Säuregehalt im Inneren der Krebszelle wirkt sich auf die Spannung an der Zellhülle aus, ihre Durchlässigkeit erhöht sich. Deshalb können chemotherapeutische Medikamente besser in die Zelle eindringen und diese noch mehr, als die Hitze es allein zu schaffen vermag, schädigen. Manche Chemotherapeutika wirken bei gleichzeitiger EHT fünffach stärker. Auch die Wirksamkeit einer Strahlentherapie wird erhöht. Es drängt sich bei mir sofort die Frage auf, aus welchem Grunde man mich während der Strahlentherapie im DKFZ nicht ergänzend und unterstützend mit EHT behandelt hat. Die EHT als Therapieform war schon damals anerkannt! Zweifel an der Effizienz der Therapie im DKFZ schon vom Planungsansatz her und dem Bemühen der Ärzte dort um das Wohlergehen des Individuums »Patient« habe ich heute mehr denn je.

Im Anschluss an die ausführliche Vorbesprechung gingen Herr Sahinbas und ich in ein Nebenzimmer. Dort besprachen wir mit einem Onkologen die weitere Vorgehensweise. Sowohl die Monotherapie, also nur EHT, als auch die EHT kombiniert mit einem speziell für den Einsatz bei Oligoastrozytomen bestimmten Chemotherapeutikum komme in Frage. Ich entschied mich für die Monotherapie, weil ich mir die Kombinationstherapie als Option für den Fall offen halten wollte, dass die EHT allein nicht oder nicht ausreichend wirkte.

Ich bekam gleich die erste EHT. Vierzig Minuten lang wurde mein Kopf übererwärmt, zum Eingewöhnen aber noch nicht auf die höchste Temperatur. Bei den nächsten Behandlungen sollten sowohl Temperatur und Dauer bis auf sechzig Minuten gesteigert werden. Der erste Therapiezyklus mit sechzehn Behandlungen ging bis zum 16. April 2003, der zweite mit vierzehn Behandlungen bis zum 6. Juni. Während der einstündigen EHT-Behandlungen ergab sich ab und an die

Gelegenheit, mit der »rechten Hand« des Herrn Sahinbas, dem Krankenpfleger Herzig, zu reden. Wir unterhielten uns über Lebensfreuden, -leiden und das Sterben. Über die konkreten Erfolgsaussichten der EHT versuchte ich immer mehr von ihm zu erfahren. Oftmals Ernüchterndes, z.B. dass durch die EHT in der Regel Lebenszeitverlängerungen von mehreren Monaten, gelegentlich aber auch von mehr als einem Jahr erreicht werden. Im Ergebnis waren diese Aussagen schon ernüchternd, aber ich beruhigte mich mit dem Gedanken, dass ich ja die Ausnahme sein könnte. Nein: Sein wollte und musste! Natürlich versuchte ich bei sich bietenden Gelegenheiten, auch von Herrn Sahinbas seine Einschätzung zu erfahren, wie er meine Überlebensdauer einschätzt. Abgesehen davon, dass er stets sagt, »Nur der liebe Gott weiß das«, weist er immer darauf hin, er könne gerade mir keine Prognose stellen. Denn bei der unglaublich langen Überlebensdauer seit der erstmaligen Feststellung des Tumors im Sommer 1989 passe ich in keine Statistik, werde von keiner Statistik erfasst.

Die am 6. Mai gefertigte MRT-Aufnahme ergab gegenüber der im Februar angefertigten einen deutlichen Rückgang des Tumors. Sie können sich vorstellen, welche Erleichterung und Freude in mir aufkamen! Dennoch sollte die EHT fortgesetzt werden. Es folgten dreißig Behandlungen bis zum 12. Dezember. Die Kontrollaufnahme im MRT erbat ich für den 6. Januar. Ich wollte, sollte eine Verschlechterung eingetreten sein, vorher noch unbelastete Urlaubstage im schwedischen Winter verbringen. Immer wieder musste ich eine gelegentlich aufkommende pessimistische Grundhaltung verzeichnen. Vielleicht ist dies eine in fünfzehn Jahren gewachsene Schwäche, gegen die ich immer wieder ankämpfe, aber mit Erfolg.

Herr Sahinbas und der Onkologe wollten mehr Erfolg. Daher wurden sechs ambulante Chemotherapie-Zyklen, kombiniert mit der EHT, über jeweils drei Wochen, dazwischen immer eine Woche Pause, vereinbart. Deshalb fuhr ich am 10. Oktober 2003 ins UKE nach Hamburg. Mittels Leukopherese, die vier Stunden dauerte, wurden aus meinem Blut weiße Blutkörperchen gewonnen, die unbelastet waren von der in Bochum ab sofort geplanten EHT und Chemo-Kombinationstherapie. Das derart gewonnene Material wurde aufgrund der Eilbedürftigkeit mittels Taxi nach Duderstadt gebracht, damit für die nächsten DC- und LAK-Spritzen ausreichend taugliches Material verfügbar sein würde.

Anstrengend ist sie, die Fahrt Stade-Bochum-Stade, vor allem dann, wenn es an ein und demselben Tag hin- und zurückgeht. Gelegentlich bekomme ich auch die EHT an zwei aufeinander folgenden Tagen, dann übernachte ich in Bochum im Hotel. Den größten Aufwand an Zeit und Anstrengung bedeutet es, EHT und DC-/LAK-Therapie an zwei aufeinanderfolgenden Tagen zu vereinbaren, was aufgrund terminbedingter Engpässe in Duderstadt oder Bochum der Fall sein kann. Ich fahre dann am späten Vormittag nach Bochum, bekomme dort gegen sechzehn Uhr die EHT, übernachte in Bochum, am nächsten Morgen gegen halb neun erneut EHT, danach mit dem Taxi zum Bahnhof, von dort mit dem ICE nach Hannover, umsteigen in den ICE nach Göttingen, dann mit dem Taxi nach Duderstadt. Dort bekomme ich die DC-/LAK-Spritze, beeile mich, mit dem Taxi wieder rechtzeitig in Göttingen zu sein, den ICE zu erreichen, um möglichst bald in Stade zu sein, bevor Fieber und Schüttelfrost einsetzen. Bislang habe ich es immer rechtzeitig geschafft. Mein unbedingter Wille, den Tumor zu besiegen, setzt offenkundig Energien frei, die mich derartige Anstrengungen relativ gut überstehen lassen.

Am 22. November 2003 sendete der WDR im Rahmen seiner Reportage über das Bochumer Institut auch das Interview mit mir, das letztlich ausschlaggebend war, dass ich dieses Buch schrieb. Sinngemäß sagte ich unter anderem: »Es ist wichtig, dass jeder Krebspatient es nicht als Todesurteil auffasst, sondern mit Mut kämpft. Das kann ich jedem mit auf den Weg geben: Kämpfen, kämpfen, kämpfen! Wenn ich überlege: Hätte ich damals nicht gekämpft, wäre ich jetzt nicht hier, sondern schon seit zehn, zwölf Jahren tot. Und jetzt bin ich hier und habe immer noch einige Jahre vor mir, ganz bestimmt.«

Im Winter 2001 – wir waren zum wiederholten Male in Schweden gewesen – hatten wir uns entschlossen, in Björnliden in Nord Dalarna, ein Haus zu kaufen. Hier, unmittelbar am Rande der Wildnis, hat man die Möglichkeit, »To be at one with nature«. Vor allem der von Ende November bis in den Mai hinein garantierte Schnee beschert uns regelmäßig weiße Weihnachten, Silvester/Neujahr und Ostern. Beeindruckend sind auch die Temperaturen bis siebenunddreißig Grad unter Null und das damit einhergehende Sauna-Vergnügen. Ab und an kommt mal ein Elch vorbei, die Eichhörnchen sind so zutraulich, dass sie ihr Fressen sogar aus dem Wohnzimmer herausholen. Hier, am Rande der Wildnis, kann man leben. So auch über Silvester/Neujahr 2003/2004.

Der 6. Januar 2004 kam unvermeidlich. Und das war auch gut so. Zu lange hatte mich nun schon seit den letzten

Therapien in Duderstadt und Bochum, vor allem während des Urlaubs in Schweden, die bange Frage gequält, welches Ergebnis die MRT-Kontrolle bringen werde. Würden die seit September 2003 erfolgten Therapien das seinerzeit festgestellte Rezidiv zum Stillstand gebracht oder gar einen Regress herbeigeführt haben? Und wenn ja, in welchem Umfang? Oder war der Tumor im Begriff, sich weiter in meinem Gehirn auszubreiten? Heimtückisch, unkontrollierbar, schmerzlos, heimlich ...

Ich fuhr mit dem Zug nach Bochum. Im Intercity vergaß ich die Gedanken an die sich unweigerlich nähernde Wahrheit zunächst beim Espresso im Bord-Bistro, ab Münster schrieb ich weiter an meinem Buch. Faszinierend, die letzten fast fünfzehn Jahre Revue passieren zu lassen, und erstaunlich, welche detaillierten Erinnerungen in mir wieder und wieder aufkommen. Wahrscheinlich haben die zahlreichen unerfreulichen Erlebnisse Vernarbungen hinterlassen, nicht vollständig abgeheilt, weshalb sie situationsbedingt und anlassbezogen immer wieder aufbrechen. Schlagen Sie einen Nagel in einen Baum, dann ist dieser verletzt. Sie können den Nagel bald wieder herausziehen, das Loch mag zuheilen, die Narbe in der Rinde aber bleibt. Bis sie möglicherweise wieder aufbricht und alles Gewesene wieder zum Vorschein kommt ...

Mit dem Taxi fuhr ich dann in Bochum zum Universitäts-Institut. Dort begrüßte mich vor der Untersuchung in seiner gewohnt herzlichen Weise Herr Sahinbas und machte mir Mut. Ob ich mich schon entschieden hätte, wo ich das sicher positive Ergebnis an dem Abend feiern werde? Mit ihm und Herrn Herzig in Bochum, oder zu Hause in Stade? Ich antwortete, dass ich am nächsten Morgen um acht Uhr einen Termin in Stade hätte. So konnte ich seine Frage unbeantwortet lassen. Denn ich teilte seine Zuversicht keinesfalls, hatte gemischte Gefühle ...

Exakt zur vereinbarten Zeit wurde ich zum MRT gerufen. Eine noch recht junge Ärztin ohne Arztkittel rief mich auf. Sie stellte sich namentlich nicht vor – eine Eigenart, die ich schon bei manchen Ärzten feststellen musste und grundsätzlich deren Arroganz zuschrieb. Nicht aber bei dieser netten Ärztin hier: Sie schien im Zeitdruck und noch nicht lange im Dienst zu sein. Offenbar, diese Überzeugung habe ich im Lauf der Jahre gewonnen, bewirkt die Befugnis, sich einen weißen Kittel überstreifen zu dürfen, bei Medizinern gelegentlich eine Steigerung des Selbstwertgefühls, potenziert zum Ausdruck gebracht, indem sie ein Stethoskop oder andere Utensilien deutlich sichtbar teilweise aus den Kitteltaschen hängen lassen. Häufig knöpfen gerade – so meine Erfahrung – jüngere Ärzte ihre Kittel auch nicht zu: Gehen sie dann etwas schneller über die Stationsflure, wehen die Kittel im Luftzug weit auseinander. Demonstration ihrer vermuteten Wichtigkeit und Eile? Es drängt sich mir die Frage auf, weshalb die meisten Ärzte überhaupt weiße Kittel tragen, so zum Beispiel der niedergelassene Psychologe, der mit seinen Patienten meist nur Gespräche führt, sie untersucht oder Röntgenaufnahmen betrachtet, ohne Gefahr zu laufen, sich zu beschmutzen. Im Vergleich dazu ist nach meiner Überzeugung einem Malergesellen die weiße Tracht eher zuzugestehen, die Notwendigkeit objektiv erkennbar.

Das schon gewohnte Ritual lief ab: alles Metallene vom Körper ablegen, auch die Brille bleibt in der Kabine. Dann der

Gang zur Röhre, den Kopf in eine Art Schale legen, damit er beidseits durch keilähnliche Instrumente fixiert werden kann. In die Vene der rechten Ellenbeuge eingeführt wird eine Kanüle, damit während der Untersuchung das Kontrastmittel eingebracht werden kann. Man schiebt mich rückwärts in den Tomografen, nachdem ich zuvor eine Klingel für den Notfall in die Hand gedrückt bekommen habe. Es folgen die Untersuchungssequenzen. Monotones Hämmern und Klopfen, trotz Kopfhörer deutlich vernehmbar, zwischen wenigen Sekunden und neun Minuten Dauer. Gedanken, was wird, wenn ... Gebete, Hoffen und Bangen. Gedanken. Um viele Dinge kreisende Gedanken. Allein in der Röhre des Tomografen, eng, so stelle ich es mir nach Vollendung des Todes im Sarg vor. Auch dort ist der Körper für sich allein; ebenso, wie jedermann für sich allein stirbt, und das mit absoluter Wirkung. Die Momente des von hier nach dort Gehens sind höchst eigene, allein zu bewältigende. Auch hier, in diesem Hohlkörper, entsinne ich mich Senecas Worten. »Angst vor dem Tod muss man nicht haben, Angst ist nur gerechtfertigt vor Ungewissem. Doch der Tod ist gewiss. So wie auf die Jugend das Alter folgt, folgt auf das Alter der Tod«. Daher ist es sinnvoll sich vorzubereiten auf das und zu verstehen, was man aufgrund der Einmaligkeit nicht lernen, nicht ausprobieren kann. Ist das gelungen folgt daraus ein Zustand der Freiheit, nicht nur der Angstfreiheit. Die Gedanken, das Seelenleben schlechthin werden frei. – Wieder wird mir bewusst, wie hilfreich die Philosophie in solch´ alltäglichen Situationen ist. Auf einer meiner Fahrten nach Bochum fiel mir ein Artikel über die Philosophieprofessorin Susan Neiman, Leiterin des Einstein-Forums in Potsdam – »Freiheit gegen Dummheit«

betitelt –, in die Hände. Sie will die Philosophie durch mehr Praxisnähe stärker im Alltag verankern. Begrüßenswert.

Durch einen über meinem Kopf angebrachten Spiegel kann ich – zwar brillen-, aber nicht willenlos – schemenhaft erkennen, dass sich außerhalb des Untersuchungsraums Personen bewegen. Es ist schon eine Beruhigung zu wissen, dass ich hier nicht völlig alleine bin. Außerdem spricht die junge Ärztin wie vereinbart während der Pausen zwischen den Aufnahmesequenzen mit mir, was mir sehr hilft. Ich hatte darum gebeten. Panik-Vermeidungs-Strategie in diesem beengenden Hohlkörper.

Nach etwa vierzig Minuten ist die Untersuchung vorbei. Ein Radiologe erläutert mir anschließend die vielen Bilder aus den kurz zuvor aufgenommenen Sequenzen. Das Ergebnis ist eigentlich zufrieden stellend. Jedenfalls ist ein erneutes Rezidiv bzw. ein sichtbares weiteres Wachstum des Tumors nicht wahrzunehmen.

Ich lasse mir die Aufnahmen auf eine CD brennen und zeige sie anschließend Herrn Sahinbas. Er ist erfreut. Die Elektro-Hyperthermie in Kombination mit der Chemotherapie habe gewirkt, meint er. Eine vielleicht vier Millimeter kleine kreisrunde Stelle, die ich als neu bewerte, beurteilt er gegenteilig und gratuliert mir zu dem Erfolg. Herr Sahinbas macht dabei einen glaubwürdigen Eindruck. Zu oft hatte ich in der Vergangenheit als Richter Zeugen und deren Aussagen beurteilen müssen. Nein, Herrn Sahinbas, zu dem im Lauf der Therapie über fast ein Jahr hinweg ein vertrauensvolles Verhältnis entstanden ist, mochte ich nicht als unglaubwürdig einstufen. So verließ ich das Institut am 6. Januar, allerdings mit der Maßgabe, noch weitere zehn

Hyperthermie-Behandlungen im Institut folgen zu lassen. Wir verständigten uns auf den Monat Februar.

Der Befundbericht lautet zusammenfassend:

»Bei bekanntem, drittgradigen Oligoastrozytom ... zeigen sich im Vergleich zur Voruntersuchung vom 19.09.2003 keine relevanten Veränderungen bezüglich der Größe und der Kontrastmittelaufnahme.«

Mein Kampf gegen den (Rest-)Tumor musste also weitergehen. Schon am übernächsten Tag fuhr ich abends nach Göttingen, wo ich übernachtete. Am frühen Vormittag des nächsten Tages gab ich im Institut für Tumorforschung des Dr. Neßelhut in Duderstadt mit Ozon vorbehandeltes Blut ab, damit die LAK-Spritze für den 23. Februar 2004 vorbereitet werden konnte.

Im Februar 2004 hatte ich dem Leiter des Institutes in Bochum, Prof. Dr. Grönemeyer vorgeschlagen, für seine Tumorpatienten einen vergleichbaren Förderverein, wie er in Duderstadt gegründet worden war, in Bochum zu gründen. Leider bis heute ohne Erfolg. Es hätten die von mir für ihn beigefügte Satzung der EGIZ ohne nennenswerten Aufwand entsprechend umformuliert, ein vergleichbarer Förderverein gegründet und mit dessen Hilfe schon vielen EHT-Patienten vor finanzieller Not bewahrt werden können ... Eine Begründung, weshalb der Förderverein nicht ins Leben gerufen worden ist, habe ich bis heute nicht erhalten.

Zukunft

Natürlich ist meine psychische Verfassung nicht immer stabil. Nach wie vor suche ich nach »Rettungsringen«, die mir notfalls zugeworfen werden könnten. Schließlich, nach langem Zweifeln, gewann ich auch die Überzeugung, dass mein Richterberuf jedenfalls nicht immer meiner Genesung zuträglich war. Vereinzelte Differenzen mit Kollegen und Kolleginnen will ich nicht überbewerten, gleichwohl können sie auf Dauer belastend sein und negativen Stress erzeugen. Viel mehr an den Nerven zehrte die oft in Asylverfahren anzutreffende ausgeprägte Bereitschaft einzelner Rechtsanwälte, für ihre Mandanten »um jeden Preis« den Klageerfolg herbeizuführen, und sei es mit Argumenten, die mehr als neben der Sache liegen. Man mag zwar in sich ruhen und Derartiges als aufgebauschte Schauspielerei zwecks Imponierens gegenüber den Mandanten abtun, dennoch trifft es gelegentlich hart.

Ich erinnere den Fall, in dem es um die Frage ging, ob eine Klägerin in ihrer Heimat gefoltert worden und infolgedessen noch traumatisiert war. Nach Lage der Dinge bestanden hieran erhebliche Zweifel, die ich in der mündlichen Verhandlung auch kundtat. Für mich sprach vieles dafür, dass Gefälligkeitsatteste, eine nicht selten anzutreffende Praxis, vorgelegt worden waren. Der überaus engagierte Bremer Rechtsanwalt erwiderte darauf, in gleicher Weise, wie ein

Nicht-Folteropfer keinen Verein für Folteropfer aufsuchen und um Hilfe bitten könne, könne ja auch kein Gesunder die Leistungen der Deutschen Krebshilfe in Anspruch nehmen. Er meinte, damit meine Argumentation widerlegen zu können. Dabei übersah er aber, dass der Inanspruchnahme der Krebshilfe die zweifelsfrei nachprüfbare Diagnose »Krebs« vorangegangen sein muss. Das Vorliegen von Folterfolgen indes kann – auch – vorgetäuscht werden. Ich erspare mir den Kommentar dazu, dass ein »Unterstützerkreis«, der sich im Übrigen auch für das Kirchenasyl stark machte, Derartiges noch an die Presse weiterleitete.

Teils mit einem weinenden, aber auch mit einem lachenden Auge beantragte ich schließlich aus gesundheitlichen Gründen meine vorzeitige Versetzung in den Ruhestand. Zu viele Arzt- und Therapietermine prägten meinen Tagesablauf. Leben wollte ich zudem auch noch. Da blieb keine Zeit mehr für den Richterberuf, ohne ihn zu vernachlässigen. Die Motivation insoweit war auch geschwunden.

Mit Wirkung vom 1. Februar 2004 war ich entlassen, mein Kopf wurde freier, und ich spürte, dass sich dies nur positiv auswirken würde, zumal ich mein Buch schnellstmöglich der Öffentlichkeit, insbesondere Betroffenen als Ratgeber und Hilfestellung zugleich, zugänglich würde machen können. Ein Maximum an Zeit würde ich meinem Kampf gegen den Tumor, der Suche nach dem Weg aus dem Labyrinth, aber auch meinem Leben widmen können. Das war immens wichtig für meine Zukunft und die meiner Familie.

Ergänzende Therapieformen

Zur weiteren Stabilisierung meines Zustands, insbesondere zur Stärkung des Immunsystems, suchte ich schon seit längerer Zeit regelmäßig das ehemalige Naturheilzentrum, heute Zentrum für Tumortherapie in Stade auf. Der Heilpraktiker Sven Sbrezesny gab mir in bestimmten Abständen sinnvolle Infusionen, unter anderem Vitamin C hochdosiert, Thymus, Xenogene Peptide, Basen und Selen. Mir selbst injiziere ich regelmäßig ein Thymus-Präparat in den Oberschenkel. Die therapeutischen Fähigkeiten meines Heilpraktikers anerkenne ich uneingeschränkt, die enorme Frequentierung seiner in unmittelbarer Nähe zu einer schulmedizinisch ausgerichteten onkologisch-radiologischen Klinik belegenen Praxis und seine Therapieerfolge sind für mich starkes Indiz für die Sinnhaftigkeit und die große Bedeutung ganzheitlicher Therapien. Auf meine Empfehlung hin hat Herr Sbrezesny mittlerweile auch die DC-Therapie in sein Behandlungsspektrum aufgenommen.

Morgens und abends trinke ich ein halbes Wasserglas reinen Aloe-Vera-Gels, was ebenfalls mein Immunsystem stärkt. Vor allem auf den reichlichen Verzehr des Aloe-Vera-Gels des Weltmarktführers und die Inanspruchnahme des Heilpraktikers führe ich es zurück, dass meine Blutwerte nach der siebenmonatigen Chemotherapie besser waren als vorher! Ich muss aber davor warnen, auf Aloe-Vera-Billigprodukte verschiedenster Anbieter hereinzufallen. So ist nach meiner Überzeugung Aloe-Vera-*Saft* untauglich zur Immunstärkung. Denn Sie müssen davon ausgehen, dass Sie beim Erwerb von »Saft« nicht nur den reinen Fruchtauszug aus der Pflanze bekommen, sondern diesen in mit Wasser verdünnter Form. Vorsicht ist also geboten. Schließlich ist es unerlässlich, dass Sie auch darauf achten Aloe-Vera-Gel zu trinken, das keine abführende Wirkung hat. Der Anbieter muss gewährleisten, dass im Produktionsprozess das abführend wirkende Aloin, welches sich im Blattmark befindet, eliminiert und nicht mit verarbeitet wurde. Ferner sollten Sie zudem darauf achten, dass der Anbieter nachweislich in der Lage ist, das gewonnene Gel so zu stabilisieren, dass sämtliche wertvollen Inhaltsstoffe bis zum Verzehr erhalten bleiben. Auch mein Krebstherapeut in Duderstadt und Herr Sahinbas im Bochumer Institut empfehlen dieses bestimmte Aloe-Vera-Gel. Die Erkenntnis nämlich, dass der Inhaltsstoff Acemannan positive Auswirkung auf die Zellen des Immunsystems hat, sie aktiviert und zum Beispiel Monozyten, Antikörper und Killerzellen stimuliert, scheint jedenfalls gesichert (Dr. J. Pittmann, Forschungsbericht in »Health consciousness«, Volume 13, No. 1/1992). Er berichtet auch von antiviralen, antibakteriellen und antimykotischen Eigenschaften des Acemannan. So verwunderte es mich nicht, dass die natürlichen Killerzellen, die kürzlich im Institut für Tumortherapie in Duderstadt aus meinem Blut gewonnen und millionenfach vervielfacht wurden, die besten waren, die dort jemals hergestellt und injiziert worden sind; so gut, dass sie sogar für Dokumentationszwecke im Bild festgehalten wurden.

Eine Zeit lang nahm ich täglich den Shiitake-Pilz in Pulverform zu mir. Jüngste Forschungsergebnisse haben seine potenzielle Wirksamkeit bei Astrozytomen und Glioblastomen belegt (Rimpler u.a., in: BM - Biologische Medizin, Sonderdruck aus 25. Jahrgang, Heft 5, Seiten 217-224(1996). Neuerdings nehme ich jedoch dreimal täglich eine Kapsel des Pilzes *Coriolus versicolor.* Er ist laut Dr. Neßelhut noch wirksamer. So war ich sicher, ein Maximum des Möglichen zu tun, um den Tumor eines Tages zu besiegen. Aus diesem beruhigenden Gefühl heraus schöpfte ich Energie und Zuversicht.

Option Magnetflüssigkeits-Hyperthermie

Im Laufe des Jahres 2003 waren immer mehr Presseartikel über die Therapieform »Magnetflüssigkeits-Hyperthermie« erschienen. Da Operation, Chemo- und Strahlentherapie bekanntermaßen gerade bei Hirntumoren oftmals keine oder zumindest nicht ausreichende Hilfe bieten, hatte ich diese neue, von Ärzten der Berliner Charité entwickelte Behandlungsmethode als eine weitere - letzte? - Chance betrachtet, sollte es für mich einmal sehr »eng« werden.

Die Methode stammt ursprünglich aus den Labors der Nanotechnologie. Sie setzt auf Entwicklungen in der Materialwissenschaft. Nano-Partikel aus Eisen sollen helfen, den Krebs zu besiegen. Die Anwendung ist zunächst für bösartige Hirntumore bestimmt. »Nano« stammt aus dem Griechischen und bedeutet »klein« oder »Zwerg«. Nano-Partikel nennt man Teilchen mit maßgeschneiderten biologischen oder chemischen Eigenschaften, die nur millionstel von Millimetern groß und in einer Flüssigkeit enthalten sind. Unter Narkose werden diese mittels Katheter in den Tumor gespritzt. Die Krebszellen besitzen die Eigenschaft, die Eisenpartikel zu »fressen«, denn vor der Injektion wird die Oberfläche der Nano-Partikel so verändert, dass sie den Tumorzellen wie gewöhnliche Nährstoffe erscheinen. Mit der Aufnahme der Nano-Teilchen nimmt jede Krebszelle gleichsam eine aus Millionen kleinster Teilchen bestehende »biologische Bombe« in sich auf. Das Eisen ist nämlich magnetisch und wirkt sich im Tumor wie Heizmaterial aus, sobald ein magnetisches Feld eingeschaltet wird. Das Nano-Material wird von außen aufgewärmt mit dem Ziel, den Krebsherd aus dem Körperinneren »wegzuheizen«.

In der weltweit ersten Phase-I-Studie am Bundeswehrkrankenhaus Berlin, die im März 2003 startete, wurden bei Patienten, die am Glioblastom erkrankt waren, im Tumor Temperaturen von bis zu 50 Grad erreicht. Die Patienten vertrugen dies gut und bei etwa der Hälfte von ihnen fanden sich Anzeichen, dass das Verfahren wirkte. Ergebnisse von Studien mit anderen Tumorarten sind ebenfalls Erfolg versprechend (impulse, heft 11/2004, S.2).

Hinaus aus dem Labyrinth

Doch nicht der Tod darf nach meiner Überzeugung das bestimmende, womöglich sogar bedrückende Ereignis im Leben sein, kommt er doch ohnehin auf uns zu, ob gegenwärtig krank oder gesund. Vielmehr sollte man nach meinen Erfahrungen stets bestrebt sein, Optimierungen des alltäglichen Lebens herbei zu führen. Konkret bedeutete dies für mich im Frühjahr 2004 nach nahezu 15 Jahren mit meinem Hirntumor unter anderem zu versuchen, mehr freie Zeit für mich zu bekommen. Dies konnte nur dadurch geschehen, dass ich die für Therapiezwecke Woche für Woche, Monat für Monat aufgebrachte Zeit einer Überprüfung unterziehe, ob und wenn ja, wo und in welchem Umfang ich möglicherweise Zeit für mich »gewinnen« könnte, eben mehr Freizeit zu haben.

Nach langem Hin- und Her-Überlegen sowie Beratung mit Dr. Neßelhut in Duderstadt, bei dem ich die DC-Therapie fortsetzte, blieb nur das Eine: Ich musste möglichst bald die EHT-Behandlung nicht mehr in Bochum, sondern wohnortnäher, und zwar in Hannover bekommen. Denn Privatdozent Dr. Kirchner im Krankenhaus Siloah, einer von den wenigen Ärzten, die mir bislang begegneten und Mensch geblieben sind, bietet diese Therapie seit Anfang 2004 ebenfalls an. – In Stade und vielen anderen Städten gibt es die

EHT bis heute, September 2005, leider nicht. Seit Frühjahr 2004 versuche ich Ärzte von der Sinnhaftigkeit der EHT zu überzeugen. Doch sie lehnen die Einführung dieser Therapie nach wie vor beharrlich ab. Begründung unter anderem: Die Therapiekosten würden von den Krankenkassen nicht erstattet, weil die EHT vom Gemeinsamen Bundesausschuss nicht anerkannt sei. Die Ablehnung erfolgt ungeachtet der Tatsache, dass viele Patienten auch bereit sind, die Kosten selbst aufzubringen. Doch mittlerweile übernehmen zusehends mehr Krankenkassen die Kosten der EHT-Behandlung, weil die Wirksamkeit nicht mehr von der Hand zu weisen ist. Gleichwohl beharren viele Mediziner auf ihrer – wie dargelegt falsifizierbaren – Ablehnung. Es ist eben sehr schwer über seinen Schatten zu springen und überholte, veraltete, rein schulmedizinisch fixierte Sichtweisen als solche zunächst einmal zu erkennen und – eine weitere Herausforderung – sodann bereit zu sein diese zu korrigieren, was im Interesse der sich ihnen anvertrauenden Personen dringend notwendig wäre. Dr. Kirchners Assistenzarzt hatte ich in Bochum kennen gelernt, als er dort in die Therapieform eingewiesen wurde. Durch Erhalt der Therapie in Hannover musste ich fortan pro Fahrtstrecke eine Stunde weniger unterwegs sein, also zwei Stunden Zeitgewinn pro Behandlungstag! Dazu die gelegentliche Möglichkeit, die Fahrt nach Hannover mit der Fahrt nach Duderstadt zur DC-Therapie zu kombinieren, also eine weitere zeitsparende Verbesserung und zugleich eine damit einher gehende Kostenersparnis.

Die EHT-Behandlung im Krankenhaus Siloah verlief im Wesentlichen wie die in Bochum. Dasselbe Gerät, auch das Schwitzen war nicht anders, ebenfalls nette Schwestern und

Ärzte. Besonders Dr. Kirchner war bemüht, zu meinem Wohlbefinden beizutragen. War ich vielleicht Ansporn für ihn? Immerhin war ich sein erster Hirntumor-Patient überhaupt, der in Hannover die EHT bekam (Grund genug für die Hannoversche Allgemeine Zeitung ausführlich zu berichten – s. auch meine Website www.medizin-kaum-zu-glauben.de –) und dazu lebensbejahend war, fordernd, planend, der sich zum Dirigenten seiner eigenen Krankheit erhoben hatte. Offenkundig nicht so die meisten der im Vorflur auf ihre Chemotherapien wartenden, oft in erkennbar nahezu völlig ausgezehrtem, desolatem physischen und psychischen Zustand befindlichen Patienten, wenn überhaupt nur einen Funken Hoffnung noch in sich tragend, vielleicht ..., oder auch nicht mehr, in Resignation verfallen, auf ihr Ende wartend, insgeheim vielleicht hoffend, durch die Gestattung der therapeutischen Giftbeibringung noch etwas Lebensverlängerung, auch um den Preis der drastischen Verschlechterung der Lebensqualität, zu bekommen. Ob sie wissen, dass zahlreiche Onkologinnen und Onkologen, ihre Zahl – in der Literatur ist von 90 Prozent die Rede – nimmt mehr und mehr zu, an *sich selbst* solche Therapien *nicht* vornehmen lassen würden? Offenbar nicht, anderenfalls ...

Die meisten Ärzte wissen nämlich um die schädlichen Nebenfolgen, um die Verschlechterung der Lebensqualität, um die schädlichen Auswirkungen auf das das Blut bildende Knochenmark... Und sie wissen auch um die Forschungsergebnisse des Epidemiologen Ulrich Abel von der Universität Heidelberg, der den Nutzen der Chemotherapie in Zweifel zieht, der nach Sichtung tausender Publikationen 1995 festgestellt hatte, dass »bei den meisten Organkrebsen *keinerlei*

Belege dafür existieren, dass die Chemotherapie – speziell die mehr und mehr um sich greifende und immer teurer werdende Hochdosistherapie – die Lebenserwartung verlängert oder die Lebensqualität verbessert«. Diesem Befund stimmen namhafte Onkologen zu, noch nicht die große Masse, aber dennoch schon beachtlich. Doch sie sehen davon ab, es ihren Patienten zu offenbaren. Vermutlich weil sie ihnen gegenüber nicht eingestehen wollen, dem Krebs ganz überwiegend wehrlos gegenüber zu stehen (zitiert nach J. Blech, »Giftkur ohne Nutzen«, Der Spiegel 41/2004 – 04.10.2004). Anderenfalls würden die Hoffnungslosigkeit der Patienten verstärkt und gleichzeitig, das wäre für die Ärzte sicher noch folgenreicher und schwerer zu ertragen, auch ein Teil ihrer Weißkittel-Fassade bröckeln wie der Putz der verlassenen, verfallenden Häuser Andalusiens. Immerhin hat der Bundesgerichtshof vor wenigen Jahren ausgeführt, jede Krebstherapie sei »ein Experiment«, weil die Schulmedizin Krebs wissenschaftlich nicht richtig deuten kann (Bundesgerichtshof, Urteil vom 5. Mai 1993 – AZ. IV ZR 135/92).

Doch welche Chance lassen diejenigen Schulmediziner allesamt ungenutzt, wie verwerflich handeln sie, wenn sie ihre Patienten nicht auch darüber aufklären, dass durch die Zytostatika ihr Immunsystem und damit das Wertvollste im Kampf gegen den Krebs, das ein Jeder von uns besitzt, unwiderruflich zerstört wird! Man könnte sogar darüber nachdenken zu vermuten, dass jeder Arzt, der über die aus der Giftbeibringung resultierende Zerstörung des Immunsystems nicht aufklärt, seinen Behandlungsvertrag verletzt, wenn nicht sogar eine Körperverletzung und sei es durch Unterlassen begeht; weil er nämlich einer etwaigen lebensrettenden Immuntherapie die notwendige Grundlage entzieht!

Es wäre unehrlich nicht zu erwähnen, dass die Chemotherapie z.B. bei gewissen Lymphkrebsarten, auch bei Leukämie und Hodenkrebs, mittlerweile durchaus große Erfolge erzielt. Ebenfalls die Chemotherapien, die vor einer Operation den Tumor zerkleinern oder postoperativ verbliebene Krebszellen zerstören sollen, haben in großem Maße Erfolg und mithin durchaus ansatzweise ihre Berechtigung, insbesondere die Regionale Chemotherapie (RCT) bei Brustkrebs. Leider wird sie bislang äußerst selten in Deutschland angeboten. Desaströs fällt indes das Urteil bei soliden Tumoren im fortgeschrittenen Stadium aus. Der Gynäkologe Gerhard Schaller von der Universität Bochum stellt nämlich fest, dass die herkömmliche Form der Chemotherapie für das Überleben von Frauen mit fortgeschrittenem Brustkrebs bisher »praktisch nichts gebracht hat – viel Lärm um nichts.«(zit. nach Blech, s.o.).

Die Frage, ob der Fortschritt der Medizin eher darin liegt, die Leiden in den Griff zu bekommen, die die Chemotherapie selbst hervorruft, soll hier noch dahinstehen. Unter anderem dieses Thema soll auch Gegenstand meines weiteren Buches sein. Dessen Notwendigkeit stellt sich für mich heute mehr, denn je zuvor, zumal aus der Sicht eines selbst Betroffenen. Zu viele Informationen und Fakten über Unvorstellbares habe ich nach Erscheinen der 1. Auflage dieses Buches bekommen, die der breiten Öffentlichkeit einfach zugänglich gemacht werden müssen. Zu viele kaum vorstellbare Usancen, um nicht zu sagen Machenschaften gibt es, die auf medizinische Seilschaften, um nicht zu sagen organisierte Kriminalität hindeuten, die – vergleichbar zum politischen Bereich – eines Tages der Vergangenheit angehören müssen. Doch sie sind höchst vital ... Warum ist wohl das Buch »Die Krebsmafia« unter mysteriösen Umständen vom Markt verschwunden?

Obgleich man davon ausgehen kann, dass grundsätzlich – Ausnahmen s.o. – die Chemotherapie selbst in der Regel allein geeignet ist, das Sterben zu beschleunigen, kann man nur Schluss folgern, dass dies dennoch Nutzen hat. Und zwar für die Pharmakonzerne und deren Handlanger in weiß. Wie anders ist die in einer mir bekannten onkologischen Klinik geübte Praxis zu erklären, dass Patienten, deren Ableben nach Ansicht der Ärzte nahe bevorsteht, kostenintensive Infusionen verabreicht werden, die sie für ein bis zwei Tage noch einmal kräftigen, eine Hoffnung auf Besserung vorgaukeln, in Wahrheit aber primär nur der Kontostand des Klinikbetreibers aufgebessert und die Versichertengemeinschaft geschädigt wird!?

Ich hoffte jedes Mal, wenn ich zur EHT in Hannover war, dass derartiges Missbrauchen den Patienten erspart bleiben möge. Dr. Kirchner jedenfalls, Mensch geblieben, interessierte sich im Oktober 2004 nachhaltig für mich als Menschen, für meine jüngsten MRT-Aufnahmen, mein Schädelinnenleben. Er meinte zu mir, ich solle mich bei Prof. Dr. med. Dr. hc. mult. Madjid Samii im INI (International Neuroscience Institute) in Hannover vorstellen, vielleicht könne dieser den Resttumor sogar entfernen. Zunächst aber wurden die Aufnahmen dorthin geschickt um mir eine etwaige vergebliche

Fahrt zu ersparen. Wenige Tage später kam schon postalisch die Antwort des Neurologen Prof. Dr. Freund aus dem INI, ich möge mich kurzfristig vorstellen. Man wolle ein Funktions-MRT (FMRT) fertigen und daraus die Entscheidung ableiten, ob ich im Wachzustand operiert werden könne, ohne lebenswichtige Funktionen im Gehirn zu zerstören.

Am 16. Dezember 2004 begab ich mich ins INI. Das erste, was mich beeindruckte, war der außergewöhnlich anmutende Bau dieser leider in den Krankenhausbedarfsplan des Landes Niedersachsen noch nicht aufgenommenen Klinik. Fast nur Glas zeichnet die Außenfassade des einmaligen Bauwerks aus, welches in elliptischer – ein Gehirn darstellenden – Form auf einer kleinen Anhöhe, wenn auch in unmittelbarer Nachbarschaft zur Medizinischen Hochschule Hannover, so doch organisatorisch und rechtlich völlig getrennt von ihr gebaut worden ist. Es ist weltweit führend und ein einzigartig spezialisiertes Zentrum für die Behandlung von Erkrankungen des Nervensystems. Hier bieten international renommierte Ärzte sämtliche Möglichkeiten insbesondere der Neurochirurgie, Neurostrahlentherapie und Neuroradiologie in Diagnostik und Therapie. Ein Schwerpunkt des INI ist die interdisziplinäre, chirurgische und auch radiologische Behandlung von Gefäßmissbildungen und Tumoren des Nervensystems, aber auch die Operation schwierigster Problemstellungen bei Erkrankungen der Wirbelsäule.

In Zusammenarbeit mit auswärtigen Spezialeinrichtungen werden bei Bedarf für spezielle Erkrankungen in hohem Maße spezialisierte Behandlungsteams zusammengestellt. Hier stehen dem Patienten optimale Behandlungsmöglichkeiten zur Verfügung, z.B. für Hirnstammimplantate zur Behandlung von Hörstörungen, für die neuroradiologische Behandlung von Hirnaneurysmen und Hirnblutungen, schließlich vor allem für die Behandlung von Hirntumoren. So bietet das INI unvorstellbar hochklassige und effiziente Therapieformen, hinsichtlich derer andere Kliniken in Deutschland schlichtweg überfordert sind. Folgerichtig kommen die Patienten nicht nur aus allen Teilen Deutschlands, sondern auch aus allen Erdteilen ins INI: Zu Prof. Dr. Samii, dem Präsidenten des INI. Umso erschreckender, dass »Landkliniken« Hirntumorpatienten, bei denen eine Operation indiziert ist, ausschließlich in solche Kliniken, mit denen offenbar wie auch immer geartete Seilschaften bestehen, schicken, in denen nur in Vollnarkose operiert wird, in der Regel zum Nachteil der Patienten, weil nicht das Maximum an Gewebe herausoperiert werden kann im Vergleich zur Wachoperation. Dies ist umso unbegreiflicher, wenn man sich vor Augen führt, dass z.B. in der Harvard-Universität in Boston/USA 80 % der Hirntumoroperationen im Wachzustand der Patienten durchgeführt werden. Einen deutlicheren Beleg für die Sinnhaftigkeit und Notwendigkeit der Wachoperation kann es wohl nicht geben. Dies dürfte jedem Laien einleuchten, Ärzten müsste es sich geradezu aufdrängen. Sie sollten diese Erkenntnis im Interesse ihrer Patienten nicht negieren, sondern ausschließlich zum Wohl ihrer Patienten handeln.

Symptomatisch für ärztliche Unfähigkeit und Verlogenheit gleichermaßen: In einer norddeutschen Universitätsklinik sicherten Ärzte im Frühsommer 2005 einem Hirntumor-Patienten zu, man werde ihn im Wachzustand operieren, obwohl – was er nicht wusste – man über die sachlichen Mittel gar nicht verfügte ...! Tatsächlich wurde er – worüber er getäuscht worden war – dann in Vollnarkose und natürlich zu seinem Nachteil operiert ...

Internatinal Neuroscience Institute (INI)

Hier war ich nun, im INI. Es war der 18. Dezember 2004. Nicht nur von der für ein Krankenhaus untypischen Form, die ich bereits erwähnt habe, sondern auch von dem Ambiente war ich beeindruckt. Ob »Hotelcharakter« der zutreffende Ausdruck sein mag, der sich in Eingangshalle, Wartebereichen und sämtlichen Fluren aufdrängt? Ganz zu schweigen von dem zuvorkommenden Personal, das man hier ausnahmslos antrifft ...

Ich müsse noch etwa 15 Minuten auf Prof. Dr. Freund warten, teilt mir Frau Friedrichs, die Sekretärin Prof. Dr. Samiis, um Verständnis dafür bittend, in einem von Freundlichkeit geprägten Ton mit. Ich empfinde einmal wieder, als Mensch und nicht als Objekt behandelt zu werden.

Wohltuend zu spüren, dass die Ängste und Überlebensprobleme wahrgenommen und aufgefangen werden. Nun hatte ich schon mehrere Stationen im INI durchlaufen und überall dasselbe Empfinden! Sollte ich hier das Optimum – weltweit – an ärztlicher Kunst in Symbiose mit menschlicher Zuwendung erfahren dürfen?

Prof. Dr. Freund bittet mich herein. Eine schlanke, fast 1,90 m große und hagere Person, ich schätze ihn auf etwa 66

Jahre. Nach Erfassen meiner Anamnese erkundigt er sich nach meinem Befinden. Alsdann untersucht er mich neurologisch und stellt die mir bekannte linksseitige Schwäche fest. Beidseitiger Zehenstand nicht möglich, dasselbe gilt für den Hackenstand. Danach erfolgt das Vorgespräch für das, was noch an diesem Tag geplant ist: FMRT-Aufnahmen mit Kontrastmittelflüssigkeit um feststellen zu können, ob eine Operation – dann im Wachzustand – angezeigt ist. Durch eine derartige Aufnahme können nämlich die durch lokale Blutflussänderungen bedingten Unterschiede in der Magnetisierung des Blutes gemessen werden. Dies ermöglicht die Identifizierung jener Hirnregionen, die bei bestimmten mentalen Prozessen aktiviert sind. Namentlich in einem Zeitfenster von wenigen Sekunden können Nervenzellaktivitäten millimetergenau lokalisiert werden: Danach ist dann die Vorstellung bei Prof. Dr. Samii geplant.

Prof. Dr. Freund begleitet mich zur MR-Abteilung. Das übliche Prozedere mal wieder, alles Metallene ablegen, noch einmal zum WC etc. .Ich werde – mal wieder – »in die Röhre« geschoben, mein Kopf ist abermals gegen jegliche Bewegung fest arretiert. Aus meiner langjährigen »Röhrenerfahrung« resultiert wieder der Wunsch, dass man mit mir in den Pausen zwischen den Aufnahmesequenzen sprechen möge, gern Belangloses, Hauptsache überhaupt, als Vorbeugung gegen infolge scheinbaren relativen Verlassenseins und objektiver Hilflosigkeit aufkommende Platzangst.

Die ersten Sequenzen lasse ich über mich ergehen, bange wartend auf das, was auf mich zukommen würde. Was wird sein, wenn auch Prof. Dr. Samii zu dem Ergebnis kommen würde, der von meinen Neurologen und Neurochirurgen seit 1989 für inoperabel gehaltene Tumorrest könne auch von ihm nicht operiert werden? Würde ich mich dann einer Chemotherapie, womöglich hoch dosiert, unterziehen müssen? Würde ich das überhaupt wollen? Die Vernunft spräche wohl dagegen.....Gedanken schießen wieder durch meinen Kopf, die mich jedes Mal in der Röhre am meisten plagen. Was wird sein nach meinem Tod, was wird aus meiner Familie? Wieder die Gedanken an die eigene Trauerfeier, wie auch schon damals im Sommer 1989, als mir geraten wurde mein Testament zu machen, da ich ohnehin bald sterben müsse, meine Zeit auf dieser Welt ja schon fast abgelaufen sei, die Tür zum Jenseits sich bereits einen großen Spalt geöffnet habe.

Die Tür öffnet sich, der Arzt betritt den Raum und injiziert mir das Kontrastmittel, das sich anschickt, in seinem kühlen Zustand die Vene des rechten Arms hinaufzuströmen, sich währenddessen zu erwärmen und im Hirn zu verteilen, damit präzise Diagnosen ermöglicht werden. Es folgen die Aufnahmesequenzen, während derer die Körperfunktionen getestet werden. Während der Magnetresonanztomograf monoton hämmert und klopft, muss ich den Anweisungen des Assistenzarztes folgen und zunächst die linke Hand aktiv bewegen, danach die rechte Hand aktiv. Die nächste Aufgabe besteht darin, beide Hände passiv bewegen zu lassen. Schließlich muss ich kleinen, Ring-, Mittel- und Zeigefinger beider Hände möglichst schnell in Folge auf den Daumen tippen. Anstrengend diese Angelegenheit... Doch damit nicht genug. Ein vergleichbares Prozedere betrifft jetzt die Füße. Zehen bewegen, den gesamten Fuß bewegen, erst aktiv, dann passiv. Doch das alles ist gut zu ertragen. Geht schließlich das beruhigende Empfinden damit einher, hier an der seit gut 15 Jahren besten Adresse zu sein. Noch nie war bei mir ein FMRT angefertigt worden. Eigentlich unverständlich, bietet es doch gegenüber den üblichen MR-Aufnahmen weitaus mehr Aussagekraft (s.o.).

Nach Ende der Aufnahmenanfertigung erscheint bald Prof.Dr. Freund und fährt mit mir vom 1. in das 7., das oberste Geschoss des INI. Hier hat Prof. Dr. Samii sein Büro. Seine wie immer freundliche Sekretärin, Frau Friedrich, lässt uns mit einem Knopfdruck, der der Tür ihre Eigenschaft des Verschlossenseins nimmt, in den Wartebereich hinein. Ich darf noch Platz nehmen, während Prof. Dr. Freund eine von ihm aufgedrückte Tür hinter sich ins Schloss fallen lässt. Er begibt sich offenkundig zu Prof. Dr. Samii, um meinen Fall vorab zu besprechen.

Hier im Vorraum bekomme ich mit, wie die Sekretärin und andere Bedienstete neben der von ihnen zu verrichtenden Arbeit offenbar mit der Vorbereitung einer Weihnachtsfeier beschäftigt sind. Dazu haben sie trotzdem gelegentlich noch ein freundliches Wort für mich, ab und zu auch ein Lächeln, übrig. Ein Verhalten, krass kontrastierend mit den schon häufig kennen gelernten, von Grießgrämigkeit oder Überdruss gekennzeichneten Gesichtszügen Bediensteter im Medizinbetrieb. Ich vermute und hoffe, nein, ich bin mir sicher, dass die Redewendung »Wie der Herr, so´s Gescherr« sich hier bewahrheitet.

Eine Tür öffnet sich, es muss Prof. Dr. Samii sein, vermute

ich, der – vor Prof. Dr. Freund gehend – auf mich zukommt. Ja, er ist es. Er reicht mir die Hand, begrüßt mich freundlich und bittet mich in ein Besprechungszimmer, in dem er etwa 15 Sekunden einen Blick auf die MRT-Aufnahmen wirft, während in mir quälende Nervosität aufsteigt, die Handinnenflächen angstschweißnass werden. »Sein oder Nichtsein?« wird sich jetzt entscheiden, denke ich. Dann seine Antwort: »Ja, ich hole Ihnen das da raus.« Dabei zeigt er auf das Tumorgebilde, was seit mehr als 15 Jahren inoperabel sein soll. Zugleich zeigt er auf das daneben befindliche, nach meinem Dafürhalten recht umfangreiche Ödem, welches mir in motorischer Hinsicht linksseitig die Probleme bereitet. Ich bin natürlich hoch erfreut, sehe ich doch jetzt das Ziel greifbar nahe, an das ich schon über 15 Jahre glaube, um dessen Erreichung ich gekämpft hatte, um weiterleben zu können und die vorschnellen Diagnosen einzelner Ärzte zu widerlegen. Ein etwa 35jähriger Mann betritt das Zimmer, reicht mir sogleich seine Hand, begrüßt mich mit netten Worten. Prof. Dr. Samiis Sohn stellt sich mir vor. Seine Gesichtszüge ähneln denen seines Vaters stark. Wie ich später erfahren sollte, gilt das für seine neurochirurgischen Fähigkeiten in gleicher Weise. Sein Vater zeigt ihm die Bilder, beide nicken sich zu. Für mich erneut dies eine erfreuliche, deutliche, den Eindruck absoluter Kompetenz vermittelnde Botschaft.

Der freundlich-herzliche Umgangston, in dem ich mich mit Prof. Dr. Samii unterhalten kann, wird in keiner Weise durch die Tatsache, dass er einen weißen Kittel trägt, belastet. Bei wie vielen Ärzten war dies schon anders gewesen! Ich bin heute davon überzeugt, dass die uneingeschränkte Kompetenz und Qualifikation, wie Prof. Dr. Samii sie besitzt, ihn zu »normaler, freundlicher« Unterhaltung befähigt, nicht abgehoben, in irgendwelchen fernen Regionen schwebend. Da stört auch der weiße Kittel nicht, den manche Ärzte brauchen als Insignien ihres »gehobenen« Berufsstands.

Die Mensch-Seite Prof. Dr. Samiis zeigt sich auch daran, dass er jährlich etwa 100 Patienten kostenlos operiert(!), wenn die Krankenkassen die Kosten nicht übernehmen. Man lasse sich dies auf der Zunge zergehen; vor allem vor dem Hintergrund der Kenntnis ausschließlich profitorientierten Denkens und Handelns insbesondere vieler Onkologen!

Ich erkläre Prof. Dr. Samii, mich bei ihm binnen kürzester Zeit wegen der Vereinbarung eines Operationstermins zu melden und verabschiede mich, dankend und allen Anwesenden ein frohes Fest wünschend. Mit dem Taxi eile ich zum Bahnhof um meiner Familie möglichst schnell die frohe Botschaft überbringen zu können. Froh gelaunt bin ich fast drei Stunden mit der Bahn unterwegs, wissend, dass mir in absehbarer Zeit zum nunmehr dritten Mal der Schädel geöffnet werden wird mit den besten Aussichten auf eine zumindest deutliche Verlängerung meiner Lebenszeit. Ich sehe für mich hinreichend Anlass zur Hoffnung, eines Tages nicht aufgrund eines Hirntumors sterben zu müssen. Das hatte Dr. Neßelhut mir schon vor einigen Jahren prophezeit!

Zuhause angekommen berichte ich sofort. Natürlich erschrickt Gaby zuerst, als ich ihr – auf den ersten Blick eigentlich unvereinbar – mit freudigem Gesichtsausdruck von der bevorstehenden, abermaligen Operation erzählte. Ihr Schreck weicht jedoch in kurzer Zeit der Zuversicht, als ich ihr die Einzelheiten erläutere. Hinnerk und Lennart, die kurz darauf ins Wohnzimmer kommen – Gaby und ich hatten schon eine Flasche Wein geöffnet -, sage ich, wir alle könnten uns freuen, denn ich würde bald wieder operiert mit den besten Aussichten, dass der Tumor ganz entfernt werde. Ihnen war zunächst verständlicherweise der Schreck ins Gesicht geschrieben, alsbald aber die Erleichterung anzumerken. Wie viele Jahre hatte dieses Thema sie schon belastet, gequält, auch oftmals unausgesprochene Sorgen bereitet! All das könnte nun in naher Zukunft ein Ende haben. Ich war vom guten Ausgang der Operation überzeugt, hatte alles Andere als Angst...

Am nächsten Tag rufe ich im INI an zwecks Terminvereinbarung. Am liebsten wäre mir ein Tag gleich in der ersten Januarwoche 2005. Daraus könne nichts werden, höre ich. Denn Prof. Dr. Samii sei dann noch in Brasilien; so klingen Frau Friedrichs Worte noch heute in meinem Ohr. Er komme erst am 12. Januar wieder, daher sei der 13. der frühestmögliche Termin zur Operation. Dem stimme ich sofort zu.

Die Weihnachtstage verbringen wir unbeschwert von krankheitsbedingten Sorgen, ebenso die Tage um den Jahreswechsel. Nur spüre ich in mir eine Ungeduld aufkommen. Ich kann den 12. Januar, den Tag der Aufnahme, kaum abwarten ...

Verabschiedung von Gaby, Hinnerk und Lennart; aber in einer völlig anderen psychischen Verfassung als damals 1989, voller Zuversicht und auch »Routine«.

Früh um 8 Uhr fahre ich mit einem Taxi los, da die Aufnahme zwischen 10 und 10.30 Uhr erfolgen soll. Zum wiederholten Male erfahre ich im INI Freundlichkeiten in Person, am Empfangstresen in der Eingangshalle, bei der Patientenaufnahme selbst und schließlich auf der Station.

Mein Zimmernachbar für die nächsten etwa zwei Wochen, wir verständigen uns sogleich auf das »Du«, heißt Horst. Ehemals in Hildesheim wohnhaft, lebt er jetzt in Malaga. Er hat ein Problem mit der Halswirbelsäule, an das sich kein Arzt heranwagt, selbst keiner von denen, die in Deutschland gemeinhin als Spezialisten gelten bzw. diese Eigenschaft für sich in Anspruch nehmen. Prof. Dr. Samii sollte ihn einige Tage später erfolgreich – acht Stunden lang – operieren. Horst hatte, wie wir später feststellten, vor etwa 40 Jahren an einer Hildesheimer Realschule Kunstunterricht beim Halbbruder meines Großvaters mütterlicherseits...

Zügig beginnen die Voruntersuchungen. Nochmals eine MR-Aufnahme, sodann der wirkliche Höhepunkt des Tages, die Vorbesprechung mit der Anästhesistin: Die Oberärztin, Frau Dr. Aselmann, vermittelt sofort den Eindruck, sich in meine Gefühle hinein versetzen zu können. Jedermann habe das Recht auf Schmerzfreiheit während der Operation erklärt sie mir. Sie werde dafür sorgen, dass auch ich mich mit Erfolg darauf berufen könne. Etwaige Befürchtungen wegen der Wachoperation bräuchte ich erst recht nicht zu haben: Sie garantiere mir, dass ich den Eingriff völlig gelassen, ruhig und angstfrei erleben werde. Beim Aufsägen des Schädels werde ich etwas schlafen, aber von Narkosemitteln im herkömmlichen Sinn und Umfang würde ich verschont bleiben. Mein Körper werde deshalb – im Gegensatz zu meinen früheren Operationen in Vollnarkose – nach der Operation auch nicht damit zu kämpfen haben, sich der Narkosegifte zu entledigen, die bei einer Operation in Vollnarkose in anderen Kliniken in ihn hineingepumpt würden. Schnell würde ich wieder »auf die Beine« kommen. Ich war dieser Ärztin, auch Mensch geblieben, überaus dankbar. Hatte sie doch, alle meine Fragen vollständig beantwortend, eine Stunde Zeit mit mir verbracht, um zum einen die obligatorische Aufklärung vorzunehmen und zum anderen bei mir etwaig vorhandene Unsicherheiten schon im Keim zu ersticken.

Am Tag der Operation, dem 13. Januar 2005, empfängt mich Frau Dr. Aselmann mit erneut ermutigenden Worten. Bei der dann beginnenden Routinearbeit vermittelt sie mir bei allen Arbeitsschritten, dass sie mich als Individuum betrachtet, als Patient und nicht als eine bloße Nummer, etwa einen von vielen vergleichbaren Fällen. Überdies strahlt sie Gelassenheit infolge perfekter Beherrschung jeder Situation aus. Ein OP-Pfleger, allergisch gegen die Substanzen der üblichen Kopfabdeckungen des Pflegepersonals und deshalb eine – selbstgestrickt aussehend und vermutlich aus Baumwolle bestehend – farbenfroh bunte Kopfbedeckung tragend, legt mir den Blasenkatheter. Kurz zuvor hatte Frau Dr. Aselmann den Raum vorübergehend mit den Worten »Ich lass´ euch jetzt zum Skatspielen alleine« verlassen.

Im Operationssaal habe ich zunächst noch die Möglichkeit mich zu orientieren, von der ich wissbegierig Gebrauch mache. Mehrere große Monitore sehe ich. Auf ihnen wird Prof. Dr.

Samii in Kürze mein Gehirn samt Tumor -zigfach vergrößert sehen, denke ich. Viel Personal, zwar betriebsam, aber nicht hektisch und etwa Aufregung verbreitend, ein eingespieltes, professionelles, kompetentes Team, so mein Empfinden, das mich auch nicht täuschen sollte.
Ich bekomme vier Spritzen durch die Kopfhaut direkt in die Masse, die sich auf dem Schädelknochen befindet und das Eindringen der Spritzen zulässt, oder in den Knochen selbst? Das Gefühl habe ich jedenfalls. Dadurch wird der Schädel schmerzunempfindlich für die vier Schrauben des den Kopf fixierenden Metallgestells, welche sich in Kürze zielstrebig und unnachgiebig in den Schädel hineindrehen lassen werden sollen. Die Spritzen sind unvermeidbar extrem schmerzhaft, aber bald vergessen. Schon seit geraumer Zeit habe ich mir schließlich – mit Erfolg – vorgenommen, dass die Unannehmlichkeiten, mit denen das Medizinsystem mir begegnet, sei es, wie hier, unvermeidbar, oder aufgrund ärztlicher Fehlleistungen, mich nicht schockieren können sollen. So ist es auch jetzt. Frau Dr. Aselmann fragt mich wiederholt, wie es mir geht. Sie begleitet mich, mal meine Hand haltend, mal den Puls fühlend. Ich antworte stets mit einem knappen »okay«. Irgendwie ist mir nicht mehr danach, längere, wenn auch bruchstückhafte Sätze, von mir zu geben.

Nachdem die beabsichtigte Betäubungswirkung eingetreten ist, wird die metallene Konstruktion an meinem Schädel festgeschraubt. Ich schätze, dass jede der Arretierungsschrauben sich etwa drei Millimeter in den Schädelknochen hineinbohrt. Es knirscht, mein Schädelknochen gestattet den Gewinden der vier Schrauben bereitwillig, sich ihren Weg zu suchen, den sie auch unbeirrt finden. Viermal. Ich spüre mehr als hautnah, dass der präoperative Countdown unweigerlich, unwiderruflich, aber auch glücklicherweise läuft. Schließlich werden zwei runde Metallstangen an dem Gestell befestigt, gedacht als Haltevorrichtung für die grünen Tücher, die mein Gesicht vom Operationssaal abschirmen sollen, meinen Willen, das Geschehen um mich herum zu verfolgen, brechen werden. Als sie über mich gelegt werden, weiß ich, dass es nicht mehr lange dauern kann, bis mein Schädel geöffnet werden wird. Frau Dr. Aselmann ist noch da, ich spüre ihre Hand, höre ihre Stimme. Ihre nahezu unbeschreibliche Gabe, beruhigend und ermutigend zugleich zu wirken, ist enorm. Um mich herum ein Stimmengewirr ...

Stille, deutlich zu hören... Absolute Ruhe ...

...

Keine Geräusche zu hören, auch wenn ich mich noch so sehr anstrenge. Alles Lauschen hilft nichts. Ich orientiere mich, zumindest versuche ich es. Minuten vergehen...

Stille, immer noch.

Ich spüre nichts, möchte aber schließlich wissen, was los ist. Deshalb stelle ich auch genau diese Frage. »Gleich kommt Prof. Dr. Samii, dann beginnt er mit der Operation«, lautet die Antwort. Ob denn mein Schädel schon geöffnet sei, frage ich. Als man dies bejaht, erschrecke ich etwas, stelle ich mir die Situation sogleich bildlich vor. Hier liege ich jetzt also, mein Gehirn ist freigelegt, man kann also in mein Schädelinneres hineinsehen, es ist ungeschützt vor Verletzungen ...

Die im Operationssaal herrschende gespenstische Ruhe ändert sich nach wenigen Minuten, allerdings nur kaum merkbar und schon gar nicht beunruhigend. Prof. Dr. Samii beginnt mit der Operation. Vom Schneiden selbst merke ich nichts. Das Gehirn ist ja zum Glück schmerzunempfindlich. Nach jeweils etwa fünf, 10, oder 20 Sekunden, oder auch mehr, wird abgeschnittenes Gewebe aus dem Zentrum meines Kopfes herausgesaugt. Das Geräusch, ich höre es »mitten im Kopf«, ähnelt dem des Saugers beim Zahnarzt nach dem Bohrvorgang. Jeder von Ihnen kennt es. Allerdings geht mit ihm eine Art ziehender Schmerz einher. Vermutlich liegen zentrale Nervenareale in unmittelbarer Nachbarschaft...

»Herr Heinemann, hören Sie mich?« Ich vernehme die Stimme Prof. Dr. Freunds. Ich bejahe dies, wohl wissend, dass nun der entscheidende Teil der Operation beginnt. »Bewegen Sie bitte Ihre linke Hand.« Ich tue dies sofort. »Bitte jeden Finger einzeln, machen Sie eine Faust, drehen Sie Ihre Hand.« Und ähnliche »Befehle« die linke Hand betreffend. Es werden auch dieselben Handbewegungen mehrfach verlangt, was mir klar macht, dass Prof. Dr. Samii im Begriff ist, Tumorgewebe wegzuschneiden, ohne die für die Handmotorik wichtigen Gehirnareale zu verletzen. Je länger ich die Anforderungen Prof. Dr. Freunds zu erfüllen imstande bin, umso besser also. Ich ermögliche Prof. Dr. Samii dadurch, »sicher« schneiden zu können, ohne auf Verdacht arbeiten zu müssen. Vor allem aber bin ich in die Lage versetzt, am Erfolg der Operation mitzuwirken. Dankbar bin ich dafür.

Teilweise kann ich die Aufgaben, Finger oder Hand zu bewegen, nicht erfüllen. Ich werte dies als schlechtes Zeichen. Denn es erfüllt mich mit der Sorge, Prof. Dr. Samii habe eigentlich weiter schneiden wollen, es aber nicht können, um eine Lähmung meiner Hand zu vermeiden...Später erfahre ich aber, dass diese Region zwar gefährlich war. Allerdings habe Prof. Dr. Samii trotzdem schneiden können, weil seine Erfahrung ihm das Wissen vermittelte, das die Lähmung nur eine solche von vorübergehender Natur sein werde.

Bei Operationen in Vollnarkose, wie bei meinen ersten beiden Gehirnoperationen 1989 und 1999, muss der Arzt zwangsläufig vor kritischen Grenzarealen aufhören zu schneiden, um eben lebenswichtige Körperfunktionen nicht unwiderruflich zu zerstören. Auch läuft er Gefahr, dass ihm das misslingt. Regelmäßig, so meine – ich denke, Jedem von Ihnen einleuchtende – Überzeugung, wird er jedoch weniger Tumorgewebe entfernen, als dies bei einer Wachoperation möglich wäre. Objektiv zum Nachteil des Patienten natürlich, ohne dass diese meine Ausführungen als Vorwurf verstanden werden dürfen. Glücklich schätzen darf sich daher jeder Patient, der an einen Operateur gerät, dem die sachlichen und personellen Voraussetzungen für die Operation im Wachzustand gegeben sind! Und der an einen Neurochirurgen gerät, welcher bereit ist, ihn »abzugeben« an den Arzt, der bereit und fähig ist im Wachzustand zu operieren. Leider geschieht dies in den seltensten Fällen. In den allermeisten Fällen ist das Überleben deshalb Glückssache. Hierin offenbart sich ein Grundproblem unseres Medizinsystems.

Prof. Dr. Freund wiederholt alsbald vergleichbare, meinen

linken Fuß betreffende, funktionsbezogene »Forderungen«, die ich wiederum erfülle. Immer wieder wird gesaugt, damit einhergehend das schon zur Gewohnheit werdende Ziehen irgendwo mitten zentral im Gehirn. Nachdem aber über einen längeren Zeitraum hinweg nichts mehr zu hören ist, frage ich etwas abgehackt, etwas nervös, doch zum Sprechen fähig: »Was ist jetzt los?« Prof. Dr. Samii antwortet: »Ich habe den ganzen Tumor entfernt!« Total zufrieden und völlig überrascht reagiere ich, sobald ich den Bedeutungsgehalt seiner Aussage auch nur annähernd realisiert habe: »Ich danke Ihnen, Herr Professor!« Dieser wiederum entgegnet: »Das ist mir bislang noch nie passiert, dass ein Patient sich noch während der Operation bedankt!« Soeben am Kopf operiert, des Tumors entledigt und schon zur Unterhaltung fähig. Faszinierend!

Sodann der unangenehmste Teil. Hirnhaut und Schädel müssen wieder verschlossen werden. Das erfordert Zeit, Zeit auch für die Vorarbeiten. Dabei wird mir die Art der Lagerung meines Kopfes bewusst. In Schräglage, ich schätze eine Neigung von 10 Grad, in das Metallgestell festgeschraubt, liegt der Hals-Nacken-Bereich nicht auf dem Operationstisch. Es herrscht die durch das Eigengewicht des Halses und des Schulterbereichs ständig wirkende Schwerkraft, die meinen Hals in die Länge zieht, meine Halswirbelsäule streckt und mit zunehmender Zeit mehr und mehr Schmerzen verursacht. Ich sage aber nichts, vermutend, dass ich bald erlöst werde und den Kopf wieder frei bewegen kann. Endlich, nach etwa 20 Minuten, merke ich, dass genäht wird. Mit jeweils einem kleinen Ruck erfolgt die Verknotung. Darauf folgt der letzte Teil, die Schließung des Schädels. Da der beim Öffnen herausgenommene Knochenteil von den nunmehr drei Operationen im Randbereich verschlissen, nicht mehr verwendbar ist, greift der Oberarzt jetzt zu einer Kunststoffmodelliermasse, die nach einer gewissen Zeit von selbst härtet. Es bleibt hinreichend Zeit für seine geschickten Hände, den Kunststoff lege artis zu formen.

Die grünen, mir die Sicht versperrenden Tücher werden entfernt. Aufatmen nach der vierstündigen Operation. ich werde auf die Intensivstation geschoben. Mein erster Wunsch: Ein Telefon, um Gaby vom erfolgreichen Verlauf der Operation unterrichten zu können. Sie hat den Schulvormittag gerade hinter sich gebracht und ist zum Mittagessen bei meinen Eltern. Sie bricht in Freudentränen aus. Wie lange Jahre hatten wir auf diesen Moment gewartet, ihn herbeigesehnt!! Mein Kampf gegen die Prognosen des Sommers 1989 war erfolgreich. Ich hatte den Weg aus dem Labyrinth hinaus gefunden. Die Tür zum Jenseits war wieder ins Schloss gefallen. Nun konnte es für mich hinter´m Horizont wieder weitergehen, was für mich im Sommer 1989 undenkbar geworden war.

Noch am selben Tag besucht Gaby mich. Glücklicherweise lernt sie auch Prof. Dr. Samii kennen, der ihr an meinem Krankenbett die komplette Entfernung des Tumors bestätigt. Zufriedenheit bei allen Beteiligten ... Besonders hervorzuheben: Die aufopferungsvolle, jegliche Wünsche von den Augen ablesende Intensivschwester. Wann immer gewünscht feuchtet sie mir die immer trockener werdenden Lippen an. Kleinigkeiten, aber in einer solchen Situation ungemein wichtig, hilfreich.

Zurück auf der Station am Tag nach dem Eingriff geht es mit mir schnell bergauf. Ich darf wieder Nahrung zu mir nehmen und trinken. Zum Frühstück und Abendbrot wird ein Buffettwagen vorgefahren, von dem jeder Patient sich aussuchen kann, was er mag. Auch dies neben vielen anderen Dingen im INI ein Umstand, der, die Genesung fördernd, die Krankenhausatmosphäre, wenn sie denn überhaupt entstanden ist, vergessen lässt und beinahe Hotelcharakter – übrigens ist im INI der Gebrauch von Mobiltelefonen bis auf den unmittelbaren OP-Bereich gestattet – widerspiegelt. Der Blasenkatheter wird entfernt. Es geht voran. Eine Kontroll-MRT-Aufnahme wird, auch für Dokumentationszwecke, am 14. Januar 2005 gefertigt. Ich sehe das große, kreisrunde, schwarze Loch, wo einst, über mehr als 15 Jahre hinweg, der Tumor Platz für sich beansprucht hatte. Am darauf folgenden Tag wird der Drainageschlauch aus dem Kopf gezogen. Wieder ein Schritt vorwärts in Richtung Genesung und Entlassung.

Höchst interessant der histologische Befund: Dort ist zu lesen, das heraus operierte Gewebe sei nekrotisch und sehe aus »wie nach einer stattgehabten Strahlentherapie.« Für mich war das in zweierlei Hinsicht bemerkenswert. Zum einen: Sollte auch nur ein winziger Teil des Tumors irgendwo im Gehirn verblieben sein, konnte ich davon ausgehen, dass auch dieser abgestorben ist. Denn weshalb sollte gerade dieser Teil noch aktiv sein? Zum anderen: Ich habe in dem hier maßgeblichen Zeitraum keine Strahlentherapie bekommen. Das Absterben des Gewebes kann daher ausschließlich auf die zahlreichen DC-Spritzen bei Dr. Neßelhut in Duderstadt und die vielen Behandlungen mit der regionalen Elektrohyperthermie in Bochum und zuletzt in Hannover – wobei der das Immunsystem stärkende Verzehr des Aloe-Vera-Gels sicher in hohem Maße unterstützend gewirkt hat – zurückzuführen sein. Das Tumorgewebe hatte ich für etwaige künftig notwendige DC-Impfungen zu Dr. Neßelhut nach Duderstadt bringen lassen.

Ein Beweis also für die Effizienz dieser beiden Therapien, die leider zum Nachteil des Großteils der Patienten auch heute noch von der weitaus größten Zahl der Ärzte aufgrund tradierter und von ihnen akzeptierter schulmedizinischer Ignoranz und Profitgier – mit Chemotherapien lässt sich ja schließlich viel mehr Geld verdienen – von vornherein nicht wahrgenommen werden oder deren Effizienz oftmals mit scheinheiligen Argumenten bewusst negiert wird. So schaffen sie sich ein Alibi, damit sie in ihren eingefahrenen Strukturen verharren und ihre oftmals langfristige Finanzplanung für etwaige Investitionen beibehalten können. Hier liegt eine der Hauptursachen für die Probleme unseres maroden Medizinsystems. Von Gesundheitssystem wage ich nicht zu sprechen, versagt es doch gerade an zentralen Weichenstellungen, auf der Strecke bleiben die oftmals gerade Schwerstkranken.

Mit dem beruhigenden Ergebnis des eigenen Erfolges und in großer Dankbarkeit verbrachte ich die Zeit bis zur Entlassung voller Zuversicht. Die Besuche durch meine Familie waren eigentlich keine »Kranken«besuche. Ich wurde von Tag zu Tag mobiler. Die verbliebene linksseitige Schwäche ist auf das noch verbliebene Ödem zurückzuführen, hatte Prof. Dr. Samii mir erklärt. Sein Abbau könne viele Monate in Anspruch nehmen. Zu diesem Zweck nehme ich auch auf sein Anraten nach wie vor 3 x 5 Weihrauchkapseln täglich statt des von den meisten Schulmedizinern blindlings bevorzugten Fortecortins.

Rückblickend betrachtet stellt das INI für mich ein Vorzeigebeispiel, ein Musterstück dar. Hier werden nicht, wie es leider bei den in Mode gekommenen Disease-Management-Programmen(DMP) der Fall ist, die Patienten als Besitzer von Krankheiten angesehen, um dann die vorgesehenen pauschalen Programme entsprechend abarbeiten zu können, damit der Patient dann als »abgehakter Fall« in eine Statistik einfließen, die Schublade wieder geschlossen werden kann. Vielmehr wird im INI jeder Patient als kranker Mensch mit seiner höchst individuellen mehr oder weniger definierten Krankheit angesehen und demgemäß individualisiert behandelt und betreut. Ich betone ausdrücklich auch die Betreuung durch das Pflegepersonal. Sie steht der kompetenten, individuell bestimmten Behandlung durch die Ärzte in Nichts nach und ist nicht minder wichtig.

Ein ungeheurer Vorgang, den ich am Tage meiner Entlassung erfahren musste, hat mich bestärkt, als Kritiker des Medizinsystems und seiner Darsteller, vor allem aber als Anwalt derer Opfer, künftig noch aktiver zu werden: Ein Apotheker aus dem Raum Trier war mit Verdacht auf Gehirnblutung nach Hannover gekommen, um sich Prof. Dr. Samii vorzustellen und nötigenfalls von ihm operieren zu lassen. Er fuhr zunächst in die Klinik, in der er Prof. Dr. Samii nach seinen nicht mehr aktuellen Informationen zu finden hoffte. Er erhielt dort zunächst die karge Antwort, Prof. Dr. Samii sei nicht mehr dort. *Auf seine Nachfrage, wo er denn sei, antwortete man ihm, das wisse man nicht!* Man stelle sich diese an Frechheit kaum zu überbietende Antwort vor, bedenkt man, dass Prof. Dr. Samii nur wenige Kilometer entfernt im INI tätig ist! Aus eigenem Antrieb hatte er jedoch Prof. Dr. Samii gefunden, der ihm schließlich auch geholfen hat.

Überglücklich kam ich am 28. Januar 2005 nach Hause.

Meine erste MRT-Kontrolluntersuchung im März 2005 ergab, dass der Tumor in der Tat völlig entfernt worden und kein Rezidiv aufgetreten ist, desgleichen die Kontrollen am 18. Juni und 07. September 2005.

Bereits für den 16. Februar 2005 hatte ich schon im November 2004, als ich von der bevorstehenden Operation im INI noch nichts wusste, in der Aula des altehrwürdigen Gymnasiums Athenaeum in Stade mit Unterstützung des Schulleiters, Oberstudiendirektor Krusemark, des Landkreises Stade und der Klasse 10m des Gymnasiums mit ihrem Klassenlehrer, die u.a. für die Bestuhlung und Getränke sorgten, eine Vortragsveranstaltung mit dem Titel »Patientenzentrierte Krebstherapie – aber wie?« organisiert, an der neben den Ärzten Dr. Neßelhut aus Duderstadt und Sahinbas aus Bochum auch Prof. Dr. Klippel aus Celle, ferner die Heilpraktikerin für Psychotherapie Thiel-Fröhlich aus Hitzacker teilnehmen sollten. Ich hielt die Planung auch nach meiner Entlassung aufrecht. Der Vortragsabend war bei 280 Teilnehmern ein voller Erfolg. Aufgrund der großen Resonanz wiederholte ich die Veranstaltung, das 2. Stader Krebs-Informations-Forum(KIF), am 18. Mai im STADEUM, der Stader

Stadthalle. Erneut waren fast 300 Zuhörer erschienen, die die gelieferten Informationen dankbar aufnahmen, ferner ein Arzt, der sich durch unqualifizierte Äußerungen auszeichnete. Ziel beider Veranstaltungen: Aufklärung Betroffener und ihrer Angehörigen, vor allem aber auch Hoffnung geben und Mut machen. Dem Aspekt Hoffnung messe ich besondere Bedeutung bei: Verlieren doch viele Ärzte, um nicht zu sagen fast alle ihre Glaubwürdigkeit und die Fähigkeit, Hoffnung zu vermitteln.. Denn sie geben sich bedingungslos z.B. der auf ausschließlich schulmedizinischen Gesichtspunkten basierenden Programm-Medizin hin, wie sie sich u.a. in den vordergründig hoch gepriesenen Desease-Management-Programmen(DMP), s.o., z.B. für Brustkrebs-Patientinnen niederschlägt. Ist es aber soweit gekommen, haben sie sich ihrer Rolle als Hoffnungsträger unwiderruflich begeben.

Unverständlich für mich, dass eine Stader Zeitung, die unabhängig zu sein behauptet, über den Verlauf des 2. Stader KIF nicht berichtet hat. Auf Nachfrage antwortete man mir, schließlich sei ja ausführlich über die Veranstaltung im Januar berichtet worden, eine erneute Berichterstattung daher für entbehrlich gehalten worden ... Oder hat man Rücksicht genommen auf die Ärzteschaft, die sich beharrlich weigert, die von mir propagierten, von ihnen vor Ort nicht angebotenen effizienten Therapien anzubieten? Letzteres erscheint mir als sehr nahe liegend. Immerhin wurde am 21. Juni 2005 zumindest ein Leserbrief veröffentlicht, in dem es heißt:

> »Beruhigend für die zahlreichen Krebspatienten, dass erfahrene Onkologen den Weg nach Stade fanden und auf Einladung des Buchautors Wolfgang Heinemann

über den aktuellen Forschungs-Stand bei wirksamen Krebstherapien berichteten. Beruhigend erfahren zu haben, dass es wenigstens in Hamburg einen Onkologen gibt, der die momentan wohl effizienteste, schonendste, beliebig oft wiederholbare Therapie – die regionale Elektrohyperthermie – für fast alle Krebsarten anbietet.*
Für die Onkologen, die krampfhaft ignorant und aus Profitgier ausschließlich an Strahlen- und Chemotherapie festhalten, war der Vortrag des Arztes vom Grönemeyer-Institut jedoch eine deutlich wahrnehmbare, schallende Ohrfeige.«

Am 03. Mai 2005 hatte ich die Möglichkeit, im NDR-Fernsehen bei »Visite persönlich« mit Dr. Susanne Holst aufzutreten. So erhielt ich die Möglichkeit, durch Schilderung meiner Leidensgeschichte, aber auch meiner positiven Erfahrungen, einem großen Personenkreis Informationen zu liefern. Zahlreiche Anfragen gehen seitdem bei mir ein, überwiegend Bitten um Rat und Hilfe. Für mich ein unzweifelhafter Beleg dafür, dass viele Schwerstkranke sich bei ihren Ärzten nicht aufgehoben, nicht verstanden fühlen; sondern vielmehr als Störfaktor empfinden, so sie sich erdreisten sollten, dem Arzt – was zwingend geboten ist – kritisch zu begegnen. Dies gilt umso mehr deshalb, weil der Großraum Stade, aber auch Hamburg und der norddeutsche Raum schlechthin fast durchweg in der Therapie und Versorgung Krebskranker unterversorgt sind. Mit großer Freude erfüllt es mich deshalb immer dann, wenn ich mails oder Briefe, oft auch Anrufe bekomme, in de-

*) *Dr. Brockmann, ein fortschrittlicher und engagierter Onkologe, s.u., »Nützliche Adressen«*

nen Patienten sich bedanken und mitteilen, die Dendritische Zelltherapie und/oder regionale Elektrohyperthermie hätten ihnen geholfen, obwohl die sie behandelnden, oder müsste ich treffender schreiben: vergiftenden?, Onkologen sie zuvor schon aufgegeben hatten ...

So ist mein Bestreben auch künftig darauf gerichtet, durch stete Aktualisierung meiner website Fortschritte in der Krebstherapie zu dokumentieren, Betroffenen bzw. deren Angehörigen Rat zu erteilen und sie zu befähigen, die Energie aufzubringen, die sie benötigen um dem Krebs erfolgreich begegnen zu können; vor allem aber Wege aufzuzeigen, der lückenhaften, bloß auf der Basis vom Gemeinsamen Bundesausschuss abgesegneter Therapien beruhenden Behandlungen, wie ich sie u. a. in Stade erlebe, zu entkommen.

Gedanken über ein selbstbestimmtes Ende und Rückblick

Mit dem Tumor im Kopf, um den die Gedanken zwangsläufig, je nach Situation und Anlass mal mehr, mal weniger kreisten, hatten sich vor der Operation durch Prof. Dr. Samii automatisch auch Gedanken über ein selbstbestimmtes Ende ergeben. Oft ertappte ich mich bei der Überlegung, meinen Tod selbst herbeizuführen, um die für uns alle aus meiner Krankheit resultierenden Belastungen, die mit möglicher Perspektivlosigkeit und dem Gefühl etwaiger Sinnlosigkeit einhergehen könnten, zu beenden. So zum Beispiel, wenn ich nachts nicht schlafen konnte, weil ich versuchte, in meinen Kopf hineinzuhören bzw. hineinzufühlen. Oder wenn ich, von der Therapie aus Duderstadt kommend, in Göttingen auf dem Bahnsteig stand und der ICE nach Hamburg in den Bahnhof einfuhr. Wenige Schritte nur, ein Sprung, alles wäre erledigt gewesen, der Kampf zu Ende; die Bahnstrecke für vielleicht zwei Stunden gesperrt; mehr nicht. Meinen Angehörigen und mir selbst wäre, so dachte ich, vielleicht ein langes Siechtum erspart geblieben. Doch damit hätte ich es mir zu einfach gemacht und meiner Familie mehr Kummer bereitet, als ihr zu helfen. Auch hätte ich es mir zu leicht gemacht, nachdem ich fünfzehn Jahre lang Erfolg gehabt habe.

Hinsichtlich dieser Thematik habe ich Senecas Ausführungen oft hin- und herbewegt. Man denke an den Tod, oder eindringlicher noch: »Eine großartige Sache ist es, den Tod zu lernen.« Dem gegenüber könnte man einwenden, es sei überflüssig, das zu lernen, was man nur ein einziges Mal können muss. Doch ich stimme Seneca zu: Gerade weil dem Tod Einzigartiges innewohnt, muss man sich mit ihm beschäftigen, an ihn denken. Lernen müssen wir, das zu verstehen, was wir nicht erproben können.

Wenn Sie sich damit auseinandersetzen und sich ermuntern, an den Tod zu denken, denken Sie in Senecas Sinne an die Freiheit und sind frei. Nur eine Kette hält Sie dann gebunden: die Liebe zum Leben nämlich. Sie von uns zu werfen, sich gleichsam leichtfertig ihrer zu entledigen wäre zweifelsohne töricht. Dennoch kann es notwendig werden, dass man beginnt, die Liebe zum Leben zu schwächen, zu verdrängen. Man muss das Loslassen beherrschen, nicht vernunftwidrig klammern, festhalten, vielmehr bereit sein, das sofort zu tun, was nun einmal zu tun ist. Das sind Gedanken, die man zwar nicht als Maß aller Dinge, aber bei dieser Thematik grundsätzlich in seine Überlegungen einbeziehen sollte, um eine ausgewogene Entscheidung herbeizuführen.

Doch eine solche Situation war bei mir bislang nicht eingetreten. Ich war auch überzeugt, dass das auch noch viele Jahre nicht passieren wird. Schließlich hatte und habe ich auch heute immer *Ziele*, die ich mir stets aufs Neue setzte und setze: Hinnerks Konfirmation im Mai 2000, die ich miterleben wollte, dann drei Jahre später Lennarts Konfirmation und vieles mehr, natürlich auch ihre beruflichen Werdegänge und noch viele gemeinsame Unternehmungen mit Gaby. So werde ich auch noch viele, viele Jahre erleben und sinnvoll nutzen.

Davon bin ich überzeugt. Setzen auch Sie sich Ziele, verfolgen Sie diese beharrlich! Dadurch wird, ich betone es nochmals, Energie freigesetzt, den Krebs anzugreifen - zumal mit Hilfe der von mir bereits erwähnten Visualisierungstechnik. Nutzen auch Sie diese einmalige Chance für Ihr Leben!

Mut, dem Tod ohne Klagen entgegenzusehen, gibt es aber aus einem anderen, zwingend schlüssigen Argument - dies sage ich als von schwerer Krankheit Betroffener und wiederhole es zum Teil, weil es mir – und hoffentlich Ihnen, liebe Leser, ebenfalls enorm hilft bei der Bewältigung vieler krebskrankheitsbedingter Lebenslagen: Den Tod zu fürchten ist ebenso töricht, wie das Alter zu fürchten. Denn, so Seneca, »wie das Alter auf die Jugend folgt, folgt der Tod auf das Alter«. Leben habe nicht wollen, wer sterben nicht will. Denn unser Leben steht unter der auflösenden Bedingung des Todes. Von Tag zu Tag nähert man sich ihm. Daher entspricht die Furcht vor dem Tode dem Verhalten eines Unverständigen. Auf Gewisses wartet man nämlich, nur vor Ungewissem ist die Furcht berechtigt. Man möge bedenken, was Seneca auf seine Person bezogen der Nachwelt überliefert hat:

> »Der Tod verfolgt mich, das Leben flieht,
> ermutige mich gegen Schwieriges,
> gib Gleichmut gegen Unausweichliches,
> die Knappheit meiner Zeit erweitere,
> geschieht doch oft, dass, wer lange lebt,
> zu wenig gelebt hat!«

Die Beschäftigung mit diesen philosophischen Fragestellungen empfinde ich nach wie vor als Bereicherung meines

Lebens, weil ich selbst spüre, dass meine Furcht vor dem Tod mehr und mehr gewichen ist. Abgesehen davon arbeite ich aber nach wie vor mit Eifer daran, den Tod davon abzuhalten, zu früh Besitz von mir zu ergreifen. Denn ich habe noch vieles vor, habe mir weitere Ziele gesteckt (s.o.).

Eine völlig andere Frage ist die, die sich jeder von uns stellen sollte: Wie lange bin ich bereit, im Krankheitsfalle lebenserhaltende Maßnahmen seitens der Ärzte zu ertragen, zu verlangen und zu akzeptieren? Geist und Seele können sich im Einklang mit dem Körper bester Gesundheit erfreuen, die Sinne den Körper unterstützen. Letztlich entscheidend ist die Beurteilung, ob das Leben oder der Tod verlängert werden. Warum sollte nicht, wenn der Körper nahezu unbrauchbar geworden ist, die Seele sich seiner entledigen können? Die Entscheidung muss man treffen, solange man dazu noch imstande ist. Ist die Gefahr, schlecht zu leben, größer als die, schnell zu sterben, dann sollte man dem Risiko, elendig und den Apparaten ausgeliefert zugrunde zu gehen, zuvorkommen. Man sollte sich allerdings nicht dem Gedanken hingeben, sein Leben zu beenden, solange eine Krankheit heilbar ist. Im Falle einer tatsächlich unheilbaren Krankheit - wozu aber Krebs nicht unabdingbar gehört -, zumal wenn große Schmerzen hinzukommen, könnte eine andere Beurteilung nahe liegen. Will man wegen des Schmerzes sterben oder um des Schmerzens willen leben? Diese Grenzziehung sollte jeder Mensch für sich selbst vornehmen.

Wenn Sie auch dies für sich geklärt haben, beherzigen Sie Senecas Worte: Üblicherweise lässt der Mensch zuviel Zeit ungenutzt verstreichen. »Leben Sie, bevor Sie sterben!«

Nachwort

Nach Fertigstellung des Manuskripts empfinde ich Zufriedenheit und Erleichterung, eben dieses Werk vollendet zu haben. Zugleich bin ich aber innerlich aufgewühlt. Zu viele Erkenntnisse sind mir während der Monate des Schreibens gerade der 2. Auflage bewusst geworden, die mich nachdenklicher stimmen denn jemals zuvor.

Die Zweiklassenmedizin, und mit ihr regelmäßig einhergehend Arroganz und Unfähigkeit vieler Ärzte, bestimmt gerade den Alltag Schwerkranker. Meine Therapien, die ich seit Jahren bekomme, verdanke ich dem Umstand, privat versichert und beihilfeberechtigt zu sein. Mögen die Gesundheitspolitik und die Rechtsprechung der Sozialgerichte schnellstmöglich dazu führen, dass diese Therapien Jedermann, der sie benötigt, zuteil werden können! Umständliche, von der Politik geduldete, langwierige Zulassungsverfahren für bestimmte Medikamente oder Therapien gefährden Genesung und Leben vieler Menschen. Nach wie vor werden Therapieformen aus der Naturheilkunde und solche, die von mit der Pharmaindustrie nicht verbundenen Querdenkern entwickelt werden, verteufelt. Krebskranke werden nicht selten vor die Wahl gestellt: »Entweder hier Standardtherapien (Strahlen-, Chemotherapie), oder aber Abbruch dieser Therapien, wenn dort ergänzend Naturheilmedizin in Anspruch genommen wird!« Dies hat mit praktizierter Menschlichkeit und Zuwendung zum mündigen Patienten nichts zu tun.

Zum Thema Menschlichkeit: Gelegentlich taucht das Postulat »Mensch bleiben!« auf. Das ist schnell ausgesprochen. Es setzt aber denknotwendig voraus, zuvor Mensch geworden zu sein. Bis dahin kann es ein langer Weg, gerade für Ärzte, sein. Hier den Begriff Menschlichkeit näher zu definieren, würde den Rahmen allerdings sprengen. Sicher gehören die Zuwendung zum Patienten und das Verständnis für ihn dazu. Insbesondere aber sollte der Arzt stets darauf abzielen, die seelischen Kräfte des Menschen zu mobilisieren. So trachtete die geheime Heilkunde der Alchimisten danach, ein »fröhlich Herz« zu schaffen. Ihr Kampf galt der »Melancholey«, denn: jede quälende Angst schadet der Gesundheit.

Abschließend danke ich Herrn Prof. Dr. Klippel für sein Vorwort. Er bezieht zum Buch Stellung als praktizierender Arzt und Onkologe, ferner als anerkannter Wissenschaftler. Dadurch unterstützt er als Kapazität mein Bestreben, vor allem Krebskranke zu ermutigen, den Kampf gegen ihre tückische Krankheit, notfalls auch gegen Ärzte aufzunehmen.

Ganz besonders danken und meine Anerkennung möchte ich meinen Ärzten Sahinbas, Dr. Kirchner und Dr. Neßelhut aussprechen. Sie setzen sich in aus meiner Sicht beispielloser Weise für ihre Patienten ein, regelmäßige Fortbildung ist für sie selbstverständlich. Schließlich lassen sie nichts unversucht, jedem ihrer Patienten so viel Hilfe wie irgend möglich zuteil werden zu lassen. Insbesondere Dr. Neßelhut optimiert auch sein Therapieangebot ständig. Seit August 2005 bietet er neben der DC-Therapie auch die regionale Elektrohyperthermie an. Seine Therapieerfolge nehmen noch mehr zu, ebenfalls die Zahl seiner Patienten: aus allen Erdteilen.

Meinen Dank aussprechen möchte ich natürlich auch Prof. Dr. Freund für seinen freundlichen und empathischen Umgang mit mir, insbesondere aber auch für seine von außerordentlicher Kompetenz getragene nette „Unterhaltung" mit mir während der Wachoperation. Grenzenlos dankbar bin ich Prof. Dr. med. Dr. h.c. mult. M. Samii, der es dank seiner wohl weltweit einmaligen Befähigung geschafft hat, mich vom Tumor, der mehr als 15 Jahre lang in meinem Gehirn Platz für sich beansprucht, mir wie meiner Familie so häufig Kopfzerbrechen bereitet, Lebensenergie und -freuden genommen sowie Kraft abverlangt, oftmals auch kaum beschreib- und nachvollziehbare Qualen bereitet hatte, zu befreien.

Wie sehr mein Dank gerechtfertigt ist, zeigt der heute, am 13. Januar 2006, also genau ein Jahr nach meiner Wachoperation im INI geschriebene Befundbericht der Kontrollaufnahme vom Vortag:

> „...
> Die aktuelle MRT ergibt erfreulicherweise keinen Anhalt für einen Rest- oder Rezidivtumor.
> Wir empfehlen eine erneute Kontrolle in ½ Jahr.
> ..."

Ausblick

Ausgehend von meiner schon im Zusammenhang mit den Ausführungen zu Round Table (s.o.) dargelegten Überzeugung, dass J e d e r von uns grundsätzlich eine Verpflichtung gegenüber der Allgemeinheit hat, habe ich mich entschieden, mich in Zukunft, befreit vom Tumor, noch intensiver für die Belange Benachteiligter, namentlich Krebskranker einzusetzen. Das bedeutet eine Fortsetzung der mit dem Schreiben der Zweiten Auflage einhergehenden Intention, die da nach wie vor lautet: Mut machen, Mut zu kämpfen, nicht zu resignieren und kritisch, misstrauisch gegenüber Ärzten zu sein. Denn Misstrauen rettet oftmals Leben, s. Anhang.

Dazu zählt vor allem die Befähigung jedes Einzelnen, die Diskrepanzen in der Arzt-Patienten-Beziehung zu erkennen und bei vermutetem Fehlverhalten des Arztes diesen darauf anzusprechen. Unerlässlich dafür ist nach meiner Überzeugung falsche Ehrfurcht vor dem Träger der Berufskleidung weißer Kittel (was ebenso, ich denke an meine Berufsgruppe, für die Richterrobe gilt) abzulegen. Bedenkt man, dass Ärzte trotz ihrer Berufskleidung Menschen wie Sie und ich sind und ihnen gerade deshalb ebenfalls bei der Berufsausübung Fehler unterlaufen, gewinnt man schnell die Erkenntnis, dass zwar unbedingt Respekt, nicht aber Ehrfurcht oder gar

Unterwürfigkeit angezeigt sind. Hat man diese Erkenntnis gewonnen, erscheinen auch noch so tragische ärztliche Fehlleistungen wie z.B. die Verwechslung zweier Kinder bei der Operation – jüngst in Stade geschehen – nicht mehr in solch exorbitanter Dimension, wie es landläufig der Fall ist, sondern als menschlich. Nämlich als solche Fehler, wie sie auch einem Maler mit weißem Kittel passieren, nur eben tragischerweise folgenreicher.

Ich möchte hier jedoch keineswegs generell eine Lanze für die Ärzte schlechthin brechen, die gerade heute oftmals unter schlechtesten Arbeitsbedingungen ihre Dienste leisten müssen. Sie sollten vielmehr sich selbst intensiv bemühen, nicht in vermeintlich unerreichbaren Höhen über den Dingen (Patienten) zu schweben.

Da das Informationsbedürfnis (gerade Krebs-) Kranker aus meiner Sicht unverändert groß ist, trage ich mich mit dem Gedanken, schlechte ebenso wie hervorragende ärztliche Leistungen und gute Therapieerfahrungen Kranker zu dokumentieren und mithin Orientierungshilfen für Betroffene zu liefern. Einzelheiten, insbesondere Möglichkeiten zur Mitarbeit können Sie meiner website entnehmen.

Soweit ich auch in diesem Bereich erfolgreich sein werde, wird die für mich notwendige präpostmortale Betrachtung noch zufriedenstellender ausfallen. Eine Notwendigkeit, der sich Jedermann bewusst sein sollte, sich zu fragen, wie denn der fiktive Rückblick auf sein gewesenes Leben ausfallen, von ihm selbst – wenn er es noch könnte – und seinen Mitmenschen eines Tages bewertet werden wird.

Daneben bin ich aber weiterhin dabei, Senecas Worte »Lebe, bevor du stirbst!« wann immer möglich zu realisieren.

13. Januar 2006

Nützliche Adressen

INI – International Neuroscience Institute Hannover
Prof. Dr. med. Dr. hc. mult. M. Samii
Alexis-Carrel-Str. 4
D-30625 Hannover
Tel. 0049511-27092-0
Fax 0049511-27092-706
http://www.ini-hannover.de

DC-Therapie und regionale Elektrohyperthermie
Institut für Tumortherapie
Dr. rer. nat. Thomas Neßelhut
Arzt für Frauenheilkunde und Diplom-Biologe
Hinterstr. 53, D - 37115 Duderstadt
Tel. 00495527 – 9971-0
Fax 00495527 - 73924
http://www.immuntherapie.org
e-mail: thomas nesselhut@dr-nesselhut.de

Förderungsgesellschaft Tumorimmunologie
c/o Rechtsanwalt und Notar Detlef Peters
Im Fleth 40
D – 25348 Glückstadt
Spendenkonto Kto.-Nr. 21042250
BLZ 22250020 (Sparkasse Steinburg)

OncoLight, Zentrum für Elektrohyperthermie und DC-Therapie in Norddeutschland
Ärztliche Leitung:
Dr. med. Wulf-Peter Brockmann, Facharzt für Radiologie und Strahlentherapie,
Dr. med. Sven Harrendorf, Facharzt für Gynäkologie
Neuanmeldungen, Auskünfte: Tel. 0049171-8130180
Institutsadresse:
Dr. med. S. Harrendorf
Beim Strohhause 34
D-20097 Hamburg *(direkt am S-Bahnhof Berliner Tor)*
Tel. 004940-247176
Fax 004940-28054029
Postanschrift:
Dr. med. Wulf-Peter Brockmann
Rheingoldweg 50
D-22559 Hamburg
e-mail: wpbrockman@aol.com

DC-Therapie und regionale Elektrohyperthermie:
Dr. med. Dr. rer.nat. Michael Martin
Facharzt für Frauenheilkunde
Dr. med. Helga Mönch
Fachärztin für internistische Onkologie
Nikolausberger Weg 56
37073 Göttingen
Tel. 0049551 – 43121
Fax 0049551 – 44179

Informationen über sinnvolle, auf den Einzelfall bezogene, ergänzende Krebstherapien, namentlich hochdosierte

Vitamin C-, Selen-, Thymus-, Basen- und Sauerstofftherapie, Therapieberatung sowie Bezugsquellen und Anwendungsmöglichkeiten einzelner Aloe-Vera-Produkte:

Zentrum für Tumortherapie Stade
Heilpraktiker Sven Sbrezesny
Teichstr. 3
D - 21680 Stade
Tel. 00494141 – 922044
Fax 00494141 – 922045
e-mail: NATURHEILZENTRUM_STADE@t-online.de
Telefonberatung nur nach vorheriger Terminabsprache

Professor für Neurologie Dr. med. Thomas Emskötter
Bleichenbrücke 10
D-20354 Hamburg
Tel. 004940-35533737
Fax 004940-35533750

Regionale Elektrohyperthermie in Bochum
Herr Sahinbas
Universitätsstraße 140
D – 44799 Bochum
Tel. 0049234 – 9780480
Fax 0049234 – 3336738

Gesellschaft für biologische Krebsabwehr e. V.
Hauptgeschäftsstelle
Hauptstr. 44
D – 69117 Heidelberg
Tel. 00496221 – 13802 – 0

information@biokrebs.de
Spendenkonto Sparkasse Bremen
Kto.Nr. 1088582, BLZ 29050101

Empfohlene Lektüre:

«Gesundheit durch Wissen»
Spezial-Magazin für Gesundheit
und Lebensqualität.
Impuls Verlag GmbH
Postfach 1253
D-54402 Hermeskeil
Tel. 00496503-981316
Fax 00496503-981317
www.gesundheit-durch-wissen.de

Websites des Autors:
www.medizin-kaum-zu-glauben.de
www.freier-medizinjournalist.de

Anhang

Misstrauen als Lebensretter

Uslar. „Jeder kann seinen Krebs besiegen, davon bin ich überzeugt." Dieser Satz vom gebürtigen Uslarer Wolfgang Heinemann macht allen Mut, die von dieser heimtückischen, oft todbringenden Krankheit betroffen sind. Patienten, Angehörigen und Freunden. Heinemann weiß wovon er spricht. Er selbst hat seinen Krebs, einen Tumor im Zentralhirn, besiegt und seine Erfahrungen im Buch „Überleben Glückssache?" zu Papier gebracht. Am Donnerstag las er im evangelischen Gemeindehaus in Uslar vor 50 Zuhörern aus seinem Werk.

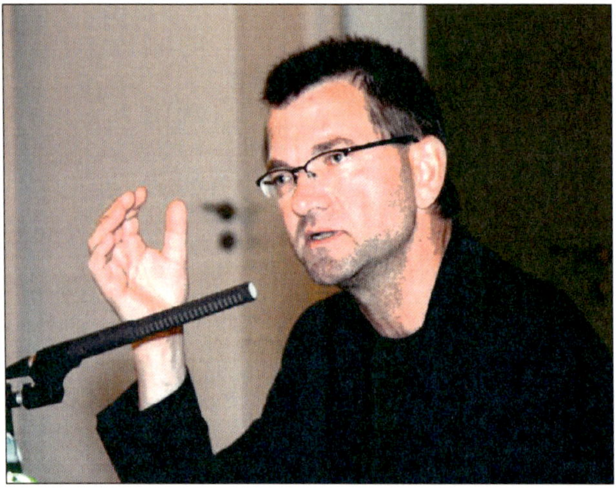

Der Autor bei seiner Lesung am 11.06.2005 in seiner Heimatstadt Uslar (Foto: HNA Uslar/Jörg Nolte).

Eindrucksvoll schilderte der studierte Jurist, der mit seiner Familie in Stade lebt, seinen ganz persönlichen Kampf. Die Diagnose im Juli 1989 war für Heinemann niederschmetternd. Inoperabler Hirntumor, lautete sie. Das bedeutete den baldigen Tod. Doch der heute 49-Jährige ließ sich nicht schrecken, hinterfragte den Medizinbetrieb kritisch und begab sich auf die Suche. Nach sich selbst und nach Ärzten, die ihm helfen konnten.

Wirklich einfach war das im Dschungel der bürokratisierten Schulmedizin nicht, doch nach einigen Rückschlägen zahlte sich Heinemanns Hartnäckigkeit aus. Im November 1989 folgte die erste Operation, in der ein Großteil des Tumors entfernt wurde, aber ganz verschwunden war er damit nicht. Immerhin fast zehn Jahre traten keine Probleme mehr auf und der Jurist konnte weiter in seinem Beruf als Richter am Stader Verwaltungsgericht arbeiten.

1999 setzte das Tumorwachstum wieder ein und abermals machten ihm die Ärzte wenig Hoffnung. „Zwei bis 20 Jahre gab man mir, mit 20 Jahren konnte ich mich ja noch anfreunden, aber zwei waren mir entschieden zu wenig", erläutert Heinemann. Erneut ging er auf die Suche, lernte 2001 den Krebsforscher Dr. Thomas Neßelhut aus Duderstadt kennen und wurde von ihm erfolgreich mit einer Kombination aus Dendritischer Zell- und Fiebertherapie behandelt. Im Februar diesen Jahres entfernten Ärzte die Reste des inzwischen abgestorbenen Tumors.

Viel Kritik übte der 49-Jährige an der heutigen Schulmedizin, die viel zu schematisch und sogar unmenschlich sei. Er ist jedenfalls der Meinung, dass sein Misstrauen ihm das Leben gerettet hat. Deswegen rät er jedem Patienten, Mut zur Kritik zu haben, nicht zu verzweifeln, sondern zu kämpfen. Heinemann selbst hat den Richterberuf an den Nagel gehängt, widmet sich ganz der Patientenaufklärung und arbeitet an seinem nächsten Buch, in dem er die Verbindungen zwischen Pharmaindustrie und onkologischen Instituten kritisch hinterfragen will.

Quelle: © Hessische/Niedersächsische Allgemeine, erschienen am 13. Juni 2005

Zuschriften Betroffener

Sehr geehrter Herr Heinemann !
Auf diesem Wege möchte ich mich bei Ihnen ganz herzlich für die Informationen aus dem Buch „Überleben Glückssache“ bedanken.
Die Behandlung die Sie für sich in Anspruch nehmen konnten, habe ich auch für mich zur Anwendung bringen können.
Kurz vor Weihnachten 2004 bekam ich nach einer OP im Pleurabereich die schockierende Mitteilung, dass es sich bei meiner Erkrankung um ein nicht operables Mesotheliom handelt.
Nach der Überweisung an einen Onkologen in Stade wurden mir keine Heilungschancen in Aussicht gestellt, evtl. sei mit einer Chemo eine kurzzeitige Ausdehnung zu stoppen, außerdem wurden mir die durch eine Chemo entstehenden aggressiven Nebenwirkungen erläutert.
Zu diesem Zeitpunkt wurde ich durch die Presse auf Ihr Buch „Überleben Glückssache“ aufmerksam. Dank Ihren Ausführungen habe ich den Weg zur biologischen Krebsabwehr gefunden.
Meine jetzigen Behandlungen bestehen aus:
DC bei Dr. Nesselhut in Duderstadt
EHT in Hamburg bei Dr. Brockmann
und Behandlung beim Krebsbehandlungszentrum Sbrczesny in Stade.
Zur Unterstützung nehme ich Aloeverasaft ein. Da es sich bei meiner Erkrankung um eine asbestbedingte Berufserkrankung handelt, wurden die Behandlungskosten von der BG ubernommen. Mein Zustand ist stabil, der Krebs steht still.

Mit freundlichen Grüßen
B. H.

Gesendet: Samstag, 16. Juli 2005 16:57
An: info@medizin-kaum-zu-glauben.de
Betreff: Ein rundum gelungenes Buch

Sehr geehrter Herr Heinemann,
ich habe Ihr Buch, sofort nachdem der Postbote es gebracht hatte, in einem Rutsch durchgelesen. Mich hat sehr vieles berührt, an vielen Stellen habe ich mich wiedererkannt und ich habe viel Neues dazugelernt, für das ich dankbar bin. Ich bin seit viereinhalb Jahren Krebspatientin, von Anfang an mit Fernmetastasen, und ich bin weiterhin teilzeit-berufstätig als Lehrerin für Deutsch und Philosophie.
Natürlich interessiere ich mich besonders für komplementäre Krebstherapien und lese deshalb alles, was ich finden kann.
Bei Ihrem Erfahrungsbericht habe ich zunächst die Sprache genossen, in der er verfasst ist, weil es eine nüchterne und präzise Sprache ist, die den Schrecken benennt, aber ihn zugleich auch bannt. Der Leser erfährt, dass die Welt nicht untergeht, wenn eine belastende Diagnose gestellt worden ist. Er lernt, dass es normal ist, verzweifelt zu sein, aber dass man dann trotz der Verzweiflung weiterleben muss und trotz der Panik das Gehirn einschalten muss, um nach neuen Wegen zu suchen. Und Ihr Buch zeigt sehr schön, dass man die Verantwortung für das eigene Wohlbefinden niemand anderem überlassen darf. Experten verfügen über ein breites diagnostisches und therapeutisches Instrumentarium, aber die Entscheidung über die Anwendung dieses Instrumentariums muss beim Patienten bleiben. Und wenn dieser Patient dann Seneca als „Weggefährten in nahezu allen Lebenslagen“ (S. 103) hat, dann ist er stark genug, um die Verantwortung zu tragen.

Herzlichen Dank dafür, dass Sie die Mühe des Schreibens auf sich genommen haben, um anderen weiterzuhelfen.

Mit freundlichem Gruß

Dorothee D.

Inhalt